ESSAI

SUR LA

CHIRURGIE DE STRASBOURG,

PAR

M. LE DOCTEUR MICHEL,

AGRÉGÉ ET CHEF DES TRAVAUX ANATOMIQUES,

Lu dans la séance annuelle de la Société de médecine de Strasbourg,
le 6 juillet 1854.

STRASBOURG,

IMPRIMERIE DE G. SILBERMANN, PLACE SAINT-THOMAS, 3.

1855.

ESSAI

SUR LA

CHIRURGIE DE STRASBOURG.

Quand un centre scientifique jouit depuis des siècles d'une réputation méritée, il n'est pas sans intérêt de jeter un coup d'œil sur son histoire. En remontant ainsi dans son passé, on assiste à sa naissance; on poursuit avec curiosité son développement, en voyant les causes qui ont ralenti ou favorisé son cours; on compte les hommes, rarement espacés, dont l'intelligence et le travail, semblables à des moteurs échelonnés sur sa route, ont imprimé à l'ensemble une direction heureuse; on signale enfin les découvertes, les perfectionnements, profitables à la science et à l'humanité. Tel est le but que nous nous sommes proposé en essayant d'esquisser à longs traits l'histoire de la chirurgie strasbourgeoise, dont nous embrasserons successivement : 1° l'enseignement; 2° la pratique; 3° les publications et découvertes, 4° les règlements.

Notre tâche se scinde naturellement en deux périodes : la première s'étendant depuis l'époque où des documents intéressants nous sont arrivés jusqu'en 1789 ; la seconde, de 1789 jusqu'à nos jours. Notre division se trouve justifiée par les modifications profondes qu'imprima le génie de la révolution à toutes les institutions sociales. J'avais d'abord eu l'idée de vous présenter un tableau d'ensemble de ces deux périodes ; mais l'abondance des matériaux m'avertit bientôt de la tâche, dont la longueur se prêterait mal aux exigences d'une séance solennelle. J'ai dû me restreindre à une appréciation générale de la première période.

A Strasbourg, l'enseignement médical remonte à la fin du quinzième siècle, époque mémorable où l'esprit humain osa secouer le joug tyrannique qui pendant des siècles l'avait maintenu dans le respect absolu de l'autorité.

Tandis qu'une société littéraire, sous la direction de WIMPHELING, de Schléstadt, se formait spontanément pour disparaître bientôt à la création d'un gymnase (ou école supérieure), élevé en 1538 par le magistrat de la ville, un médecin nommé BRUNFELS OTHON, de Mayence, enseigna sa science pendant quelques années, sans caractère officiel. Il mourut en 1534. HAWENREUTER (SEBALDUS), le premier professeur mandé par la ville, vint à Strasbourg le 10 novembre 1540, deux ans après la fondation du gymnase, où il enseigna la médecine et la physique.

A la création de l'académie, en 1566, sous l'empereur Maximilien II[1], il y eut deux professeurs, un pour la

[1] Voici le décret sur l'ordre et les fonctions des professeurs :
ART. 1er. Nous ordonnons qu'à notre université, il y ait deux professeurs ordinaires de médecine, l'un pour la pratique, l'autre

théorie, l'autre pour la pratique; en 1621, lorsque l'empereur Ferdinand II la transforma en université, un troisième professeur fut adjoint qui, sous le titre de doyen, était exclusivement chargé de l'administration et de la surveillance de la faculté. En 1652 (10 mars), le magis-

---

pour la théorie: et s'ils ont besoin d'un collègue, ils doivent en prendre un dans la faculté de philosophie reçu docteur en médecine, ou à son défaut prendre un physicien juré de la ville.

Art. 2. Les deux professeurs ordinaires s'arrangeront de manière que le chargé de la théorie explique, d'après les idées de la faculté, ce qui se rapporte à la partie théorique de la médecine, comme les livres physiologiques, pathologiques et séméiotiques d'Hippocrate et de Galien: celui chargé de la pratique expliquera ce qui se rapporte à la partie pratique, comme les livres sur la conservation de la santé et ceux qui s'y rapportent, les livres sur la guérison des maladies, ainsi que ceux traitant des moyens thérapeutiques, tels que la diététique, les moyens pharmaceutiques et chirurgicaux.

Art. 3. Ces deux professeurs doivent, alternativement ou selon leur convenance et le bon vouloir de la faculté, professer, toujours à côté de leurs cours sus-indiqués, la botanique et l'anatomie. A cette fin, ils pourront s'adjoindre des gens compétents surtout dans les exercices anatomiques.

Art. 4. Ils doivent faire leurs leçons: celui de théorie, à neuf heures du matin; celui de pratique, l'aprés-midi à deux heures. Ils ne doivent point interrompre leurs leçons afin de terminer leur tâche. Ils doivent toujours comparer les opinions des auteurs grecs et arabes, indiquer fidélement les motifs de préférence, surtout dans les maladies ordinaires, pour que les éléves en retirent la plus grande utilité pratique.

Art. 5. Tous les deux en hiver, si l'occasion se présente, donneront une démonstration publique d'anatomie dans l'amphithéâtre destiné à cet usage... et en été, si on leur demande, ils expliqueront les plantes d'une utilité journalière, et les simples employés en pharmacie.

Art. 6. Chacun d'eux doit faire chaque année deux conférences publiques sur un sujet traité par lui-même. Celui de théorie, si les étudiants le désirent, fera tous les mois une conférence privée dans laquelle il expliquera dans leur ordre les lieux communs de la médecine.

trat[1] créa une chaire spéciale d'anatomie et de botanique. Ce dernier enseignement, selon la convenance, fut distrait de l'anatomie pour être confié tantôt au professeur de pathologie (MARCUS MAPPUS), tantôt à celui de chimie et de matière médicale (JEAN-SIGISMOND HENNINGER, J. R. SPIELMANN); tandis que la chirurgie fut ralliée à l'anatomie au commencement du dix huitième siècle[2].

Si, dès le début, la médecine grecque et arabe trouva de savants interprètes dans GONTHIER D'ANDERNACH et J. S. HAWENREUTER[3], il n'en fut pas de même de la chirurgie, dont deux causes principales devaient longtemps encore abaisser le niveau: d'une part, la rareté, l'absence même d'exercices anatomiques; de l'autre, l'avilissement réel de l'art chirurgical par les mains ignorantes qui l'avaient usurpé. Jetons un coup d'œil sur ces deux obstacles, afin de mieux apprécier les efforts des hommes qui revendiquèrent chez nous en faveur des médecins une des plus belles parties de la pratique médicale.

Avilissement de la chirurgie.

Malgré les tentatives réitérées de la part de ses membres, en France comme en Allemagne, l'art chirurgical était réduit aux dédains des médecins, joyeux même de l'abaissement qu'il avait subi dans son contact impur avec la foule ignorante des barbiers, des baigneurs, des rebouteurs-inciseurs, etc., sorte de bâtards d'ESCULAPE qui ne craignaient pas de se livrer aux opérations les plus

---

1 Eloge d'ALBERT SEBITZ, dans les *Archives de la faculté.*

2 Voir les programmes du dix-huitième siècle (bibliothèque de M. STOEBER).

3 Eloges de ces auteurs, dans les *Archives de la faculté de médecine de Strasbourg.*

hasardeuses; l'envahissement de ces parasites était si considérable, qu'à Paris, en 1665, des motifs d'intérêt dictèrent un contrat d'union entre le collége des chirurgiens et la communauté des barbiers: contrat d'autant plus misérable qu'il ruinait encore un reste de dignité chirurgicale, en admettant un concordat possible entre le savoir et l'ignorance. Tant d'humiliation devait éloigner de la chirurgie les hommes instruits et capables, en donnant une haute supériorité aux médecins versés dans l'étude des lettres et des sciences. Aussi ces derniers subordonnèrent-ils la chirurgie à la médecine; et leurs prétentions allèrent si loin qu'elles nécessitèrent dans le commencement du dix-huitième siècle l'intervention du magistrat de Strasbourg: un règlement fixa les attributions spéciales et les rapports réciproques des médecins, chirurgiens et pharmaciens[1].

Absence ou rareté des travaux anatomiques.

Le fameux décret du concile de Tours (1163), fortifié par la bulle du pape Boniface (en 1300), fut une des causes qui retardèrent les progrès de l'anatomie; l'autorité canonique déclara que l'Église avait horreur du sang, et défendit à ses membres de se livrer aux opérations sanglantes. Heureusement que du même siége apostolique, sous Sixte V, Léon X et ses successeurs, devaient émaner des priviléges restreints d'abord, puis une revendication complète de cette mesure si funeste à la médecine.

A Strasbourg, les médecins paraissent avoir joui depuis longtemps du privilége d'ouvrir les cadavres des suppliciés. GERSDORFF[2], à la fin de la partie anatomique de

[1] Je publierai plus tard ces documents.

[2] *Feldbuch der Wundarznei*, etc., 1528.

son livre, prétend avoir dessiné ses figures sur un pendu; on a de la peine à le croire si j'en juge par le dessein du foie. Sans nous arrêter à ces documents incertains, arrivons à des preuves réelles de l'établissement parmi nous des travaux anatomiques, et puisque, dans mes recherches, je suis tombé sur quelques renseignements ignorés ou à peu près inconnus, permettez-moi de m'étendre sur un sujet dont l'agrandissement coïncide avec celui qui nous occupe.

Le commencement des travaux anatomiques remonte à l'année 1566; tandis que Maximilien II faisait du gymnase une académie, les chefs de la ville concédaient à la faculté de médecine les cadavres des suppliciés pour les besoins de l'anatomie. Pendant l'hiver, ces exercices publics avaient lieu près du collége académique, dans un lieu appelé vulgairement *Schlupff*[1], et le restant de l'an-

---

[1] *Schlupff*, passage étroit situé près du collége Saint-Guillaume (détruit en 1829), et donné par extension au groupe de maisons situé vis-à-vis. Lors de la création de l'académie par Maximilien II, le magistrat de Strasbourg concéda au nouvel enseignement le couvent des Dominicains, aujourd'hui le Temple-Neuf. Il paraît que le local voisin, destiné aux leçons d'anatomie, n'était pas très-convenable, si j'en juge par le procès-verbal de la première démonstration solennelle faite, en 1675, par ALBERT SEBITZ, dans l'amphithéâtre actuel. Après les détails de la cérémonie, on lit: «Negotio ad finem perducto, idem (ALBERT SEBITZ) senior ac decanus facultatis medicæ, summo hujus rei publicæ magistratus diligenticis egit gratias, non tantum pro benevolâ concessione subjecti, sed et maximas, quod ex illius decreto locus tam aptus rei anatomicæ sit destinatus, *cum antea in angulis horrendum fuisset anatomica tractantibus*. Dominis et edilibus, viris generosissimis et maxime strenuis, amplissimis ac prudentissimis, quorum curâ effectum, ut tam augustâ theatrum anatomicum novum formâ, omnibus placeat. Supremis item, nosodochii vicini dominis præfectis viris itidem generosissimis et maxime strenuis amplissimis et pru-

née, au cimetière de Saint-Gall. Ceci dura jusqu'en 1670, époque à laquelle le magistrat de la ville céda à ALBERT SEBITZ, pour les leçons anatomiques, la chapelle, nommée Saint-Erhard, jointe à l'hôpital civil, et salubre en raison de sa hauteur ; il accorda, de plus, annuellement un certain nombre de sujets morts au même hôpital. D'après un journal manuscrit des travaux de l'amphithéâtre et que possède M. le professeur STOEBER, cette concession n'était pas considérable, et on se bornait à une autopsie très écourtée. Ainsi, de 1671 à 1674, il n'y eut annuellement que de une à deux autopsies d'adulte et de fœtus, ces derniers pour l'étude des vaisseaux ombilicaux et du thymus. En 1677, 1680, 1683, il en fut de même. Je ne vois rien pour les années 1676, 1679 et 1684.

En 1675, 1678, 1682, il y eut une démonstration solennelle d'anatomie sur des cadavres de suppliciés. A ces démonstrations toutes les facultés étaient invitées par une affiche apposée aux portes de l'Académie. Le professeur, après avoir passé rapidement en revue l'ostéologie, préparait dans l'après-midi les pièces pour la leçon du len-

dentissimis, quorum indulgentia et liberalitas hactenus plurimum nobis profuit, tam prodesse deinceps potest.» (Manuscrit de la bibliothèque de M. le professeur STOEBER, intitulé : *Journal des faits et observations de l'amphithéâtre anatomique de Strasbourg, à partir de 1671*) ..... Consultez pour la connaissance des locaux destinés aux dissections : 1° *Programme universitaire de* J. PFEFFINGER, 1761 ; 2° *Observata anatomica*, JOH. ROD. SALTZMANNI, *edita 1669, a* THEOD. WYNANTS, *med. Amstelod.* D'après cet ouvrage, composé d'autopsies faites par RODOLPHE SALTZMANN, de 1601 à 1617, les démonstrations publiques d'anatomie avaient lieu *in collegio*. Les autopsies se faisaient au cimetière Saint-Gall, dans la maison de santé de SALZMANN, même en ville et dans les environs sur la demande des particuliers.

demain matin. Il y eut dix leçons successives faites en 1678, et comme chose rare on insuffla d'air les vésicules séminales, afin de démontrer leur liaison avec le canal déférent, le canal de WIRSUNG fut également vu. Les séances terminées, on fondit la graisse du cadavre et l'on prépara la peau, afin de les livrer à l'usage des médecins [1].

Le musée que l'on créait également dans le même local, reçut un squelette de femme en 1671, un autre en 1678; en 1672 et 1683, deux squelettes de fœtus double (monstres); quatre squelettes d'anatomie comparée en 1678 (ours, chien, louve et renard), et de plus une trachée-artère d'homme.

Telles furent les quelques ressources de la faculté jusqu'en 1686; l'année précédente JEAN-VALENTIN SCHEID avait succédé à ALBERT SEBITZ dans l'enseignement anatomique, et dans le mois d'avril 1686 il remplaçait J. OERTEL comme médecin en chef de l'hôpital civil. Cette double fonction, si bien appropriée aux circonstances, allait devenir, par l'activité de son mandataire, une source nouvelle et féconde d'accroissement pour les exercices d'anatomie. Et c'est SCHEID qui s'est lui-même chargé de nous l'apprendre, en nous laissant l'histoire de sa première démonstration solennelle d'anatomie, imprimée à Strasbourg en 1690, et déposée à la bibliothèque de la ville, dans les *Collectanea argentoratensia* [2]. Après avoir déclaré que, pendant toute la durée de ses études médicales, il n'a assisté comme *auditeur ou spectateur* qu'à

---

[1] L'usage de la graisse humaine dans le peuple a une origine médicale.

[2] M. le professeur STOEBER possède le manuscrit du procès-verbal de cette même démonstration solennelle, faite en janvier 1687.

huit démonstrations anatomiques publiques ou privées, il donne un recensement de quatre-vingts cadavres, utilisés de 1686 à 1690. SCHEID avoue franchement qu'en 1686 il n'osa tenter une démonstration solennelle sur un pendu, parce qu'on manquait du matériel nécessaire à la dissection, et d'élèves capables en ce genre d'exercice; il se contenta de convoquer individuellement les élèves en médecine, afin de leur faire publiquement tout à la fois[1] une dissection grossière et une démonstration succincte. Ce ne fut qu'en 1687 qu'il fit cette première séance solennelle, secondé par les circonstances que je vais lui laisser le soin de nous raconter. J'en traduis le procès-verbal.

« En janvier 1687, le domestique d'un centurion se « coupa la gorge pour éviter une flagellation en punition « d'un vol qu'il avait commis. Comme il s'était frappé lui-« même, on le conduisit à l'hôpital où il mourut. Quoique « nous fussions occupé à l'examen anatomique d'une femme « accouchée, morte d'hydropisie, nous prîmes toutes nos « mesures pour que le cadavre du suicidé nous fût livré « pour une démonstration solennelle. Nous l'obtînmes fa-« cilement le troisième jour après les formalités judiciaires « accomplies. A cette époque, HENRI DE PROVENÇAL, méde-« cin très-expérimenté du secours royal, mon intime ami, « me recommanda un jeune chirurgien, JEAN D'AUMERGUES, « Languedocien, né à Pont-l'Esprit, d'une habileté rare « dans les dissections, et qui pourrait nous donner tous ses « soins comme prosecteur. Il s'acquitta si bien de ces fonc-« tions, qu'il fit lui-même, après le professeur, la démons-« tration de ses préparations en *idiome français*, d'après

[1] Il y avait une différence entre une séance publique et une séance solennelle, tant dans l'apparat que dans le personnel des auditeurs.

« l'autorisation du préteur royal. Ce fut aussi par le conseil, le soin et la faveur de cette même autorité protectrice de l'université en général et de nous en particulier, « que le programme fut imprimé et rendu public, ce qui « n'avait point encore été mis en usage. La dissection et la « démonstration durèrent seize jours ; et cette solennité fut « telle qu'aucune de celles qui l'ont précédée, au dire des « anciens, ne peut lui être comparée.

« Elle mérite donc d'être appelée l'inauguration de notre « amphithéâtre, et la fête de l'anatomie constituée chez « nous. (*Ita ute am merito theatri nostri* encœnia *ipsius*- « *que anatomes apud nos restitutæ* eleusinia *nuncupare* « *possumus*.)

« Dans cette occasion, non-seulement un corps humain « tout entier, ainsi que les membres, furent, à peu de chose « près, disséqués et montrés, comme jamais ne les avaient « vus nous et nos ancêtres ; mais encore tous les viscères « furent préparés sur place avec les vaisseaux auxquels ils « adhèrent ; et ces mêmes viscères, extraits de quatre autres « cadavres, furent préparés isolément comme d'habitude, « conjointement avec d'autres pièces empruntées à des ani- « maux tués pour cet objet. Nos prédécesseurs n'avaient « jamais eu qu'un seul cadavre, obtenu encore à grand'- « peine. Parmi nos spectateurs et auditeurs nous comptions « la plupart des professeurs de l'université, tous les méde- « cins de la ville, les élèves des diverses facultés de l'uni- « versité, réduits à un petit nombre par les circonstances « actuelles, toutes personnes enfin susceptibles d'entendre « l'anatomie. Telle est l'histoire de notre première dissection « solennelle. Quand tout fut terminé, comme notre prosec- « teur avait prouvé par ses préparations une grande habi- « leté, la faculté lui permit de diriger, dans un laboratoire

« comme le nôtre et continu à l'amphithéâtre, les élèves en « médecine demandant individuellement d'être initiés aux « exercices anatomiques. Nous ne laissions échapper aucun « moyen de faire avancer chez nous cette science. J'ai voulu, « continue SCHEID, raconter tous ces détails, afin que nos « descendants sachent non-seulement ce que nous fîmes, « alors que l'amphithéâtre était confié à nos soins, mais « encore quels furent chez nous les débuts de l'anatomie, « et son accroissement avec la grâce de Dieu. »

SCHEID, dans la suite, donna chaque année deux séances semblables; c'était une addition heureuse au troisième article de l'ordonnance de Maximilien, portant en toute ettre que l'un des deux professeurs, outre son cours obligé, devait faire en hiver, si l'occasion s'en présentait, *une anatomie* dans l'amphithéâtre désigné à cet effet[1].

On le voit, les sources des travaux anatomiques n'eurent d'importance à Strasbourg qu'à partir de la fin du dix-septième siècle; dans le courant du dix-huitième siècle, elles devaient prendre de successifs accroissements : d'après NICOLAÏ (thèse inaugurale)[2], pendant l'hiver de 1725 il y eut trente cadavres à l'amphithéâtre. D'après PFEFFINGER (programme officiel de 1761[3]), pendant l'hiver de 1760 on disposa de soixante sujets.

En dehors des dissections de la faculté, il y en eut

---

[1] *Arch. de la facul. de médec.*

[2] *Decas observationum illustrium anatomicarum* (1725).

[3] D'après ce même programme, toutes les parties du corps humain, même les plus délicates, étaient expliquées dans cinquante-cinq leçons publiques environ, dont se compose le cours privé public des opérations chirurgicales, et tout élève, chaque jour de dix heures à midi, les fêtes exceptées, pouvait sous la direction du professeur exécuter des dissections particulières ou répéter son anatomie sur les préparations des autres.

d'autres à l'hôpital militaire (*nosocomio regio*), comme le prouve la thèse de Pierre-Nicolas Leriche, soutenue en 1759 : dans le titre, à la suite du nom de l'auteur, on lit *démonstrateur d'anatomie* (*nosocomio regio*). Nicolaï pratiqua lui-même des autopsies dans le même hôpital. Enfin, la cinquième observation de cet auteur mérite mention : ce fut l'autopsie d'une princesse faite par lui en 1723 ; ceci prouve que l'idée des recherches cadavériques commençait à surmonter la répugnance des masses, exemple d'autant plus heureux qu'il émanait de plus haut.

Une dernière création, non moins importante pour l'instruction, fut celle d'un prosecteur et d'un démonstrateur d'anatomie, destinés à suivre et à diriger les exercices cadavériques. Elle ne fut régulièrement instituée qu'en 1735, par les soins de Jean Saltzmann. Elle n'était que l'extension d'un droit concédé par l'art. 2 du décret de Maximilien, portant que les professeurs pouvaient s'adjoindre des gens compétents dans les exercices anatomiques. Nous avons vu le professeur Scheid en user déjà en 1687, en faveur de Jean d'Aumergues. Mais, à partir de 1735, cette place fut régulièrement occupée par May, Hommel, Jacobi, Herrmann, Franck, Clausing [1].

A Strasbourg, l'enseignement chirurgical rentrait, d'après les premiers statuts de l'académie, dans les fonctions du professeur de pratique chargé d'expliquer les livres sur l'art de conserver la santé, de guérir les maladies, et traitant en conséquence des moyens thérapeutiques empruntés à la diététique, à la pharmacie et à la chirurgie [2]. On conçoit sans peine, vu les motifs donnés plus haut,

---

[1] Notes communiquées par M. Ehrmann.

[2] Voir le règlement intitulé : *Ordre et fonctions des professeurs de l'école de médecine* (cité plus haut).

le peu d'attention que l'on prêtait à cette dernière, bien que parfois cependant le soin en fut confié à des hommes qui, comme MELCHIOR SEBITZ aîné, avaient reçu des leçons d'AMBROISE PARÉ[1].

Au surplus, pour subir à cette époque l'examen de chirurgien[2], il suffisait, d'après l'art. 19 du règlement des chirurgiens de Strasbourg (an. 1754), 1° de présenter un certificat de naissance; 2° un certificat d'apprentissage d'au moins trois ans chez un chirurgien; 3° une pratique personnelle de cinq ans; 4° prouver que, pendant deux ans, on avait servi à Strasbourg même comme ouvrier chirurgien; toutefois les maîtres pharmaciens pouvaient dispenser de cette dernière formalité. Un autre article du règlement fixe le mode d'instruction que devait suivre le maître chirurgien à l'égard de son élève. L'apprentissage de Strasbourg compte des chirurgiens célèbres, tels que FRÉDÉRIC LOBSTEIN, RAW, le célèbre lithotomiste d'Amsterdam.

L'enseignement chirurgical dans l'école de médecine resta purement dogmatique jusqu'au dix-huitième siècle. Et je trouve une appréciation de sa force dans une thèse de notre université soutenue en 1712 par MUSTINGER, *De articulationibus artuum* (p. 5 et 7). « Je ne doute pas, dit l'auteur, que l'on ne trouve des médecins théoriquement instruits en chirurgie; mais il y a loin de là à la pratique, et cela est si vrai que ces chirurgiens théoriciens éprouveraient une vraie difficulté à pratiquer une saignée; qu'adviendrait-il donc pour une opération plus

---

[1] Eloge de MELCHIOR SEBITZ aîné, notes de M. le professeur EHRMANN.

[2] Règlements des chirurgiens et barbiers de Strasbourg que nous donnerons plus loin.

difficile? Aussi, ô douleur! si nous jetons un coup d'œil d'ensemble sur l'état de la chirurgie actuelle, nous pouvons lui appliquer ce proverbe: *Cœcus cœcum ducit. Qualis cœcus magister, talis cœcus minister* [1].»

Jusqu'aux premières années du dix-huitième siècle, l'enseignement chirurgical se réduisait donc à quelques explications théoriques sur des détails purement manuels de la part de maîtres inhabiles à des néophytes sachant d'avance que la pratique leur était interdite comme déshonorante [2]. Toutefois la réaction se préparait. A côté de ce douloureux abandon grandissait à pas de géants une science protectrice dont la salutaire influence allait bientôt atteindre la chirurgie, sa compagne obligée. L'anatomie voyait croître son domaine et augmenter ses sources de prospérité. Déjà quelques médecins haut placés, aussi justes dans leurs prévisions que mordants dans leurs écrits, osaient imprimer: «Que beaucoup de médecins pratiqueraient des opérations, s'ils savaient les exécuter, et que le plus grand obstacle se trouvait dans leur ignorance de l'art; la chirurgie, continuaient-ils, ne saurait être même en pensée séparée de la médecine et du médecin, dont la vraie perfection réside dans la connaissance complète des maladies du corps humain et des moyens de les guérir» (J. BOHNIUS, prof. à Leipzig, *De officia duplici, clinici nimirum ac forensis Lipsiæ* 1704, chap. XXII, p. 1).

Ces vérités, dont la cruelle démonstration se renouvelait journellement dans les autopsies des victimes de l'i-

---

[1] D'après WYNANTS (*loc. cit.*, p. 50), un chirurgien des environs de Strasbourg n'avait jamais vu ouvrir un cadavre.

[2] Voir les décrets des facultés de Paris et Montpellier (MALGAIGNE, *Introduction aux œuvres d'*AMBROISE PARÉ, p. 73).

gnorance, ne pouvaient échapper à certaines intelligences d'élite. L'école de Strasbourg doit s'énorgueillir à juste titre d'avoir compté dans son sein un des premiers propagateurs des idées nouvelles, JEAN SALTZMANN, contemporain de J. L. PETIT. Disons quelques mots de cet homme justement célèbre et cependant oublié, qui sut rendre un juste éclat à l'enseignement de la chirurgie, et, relevant la dignité de cet art, en remettre la pratique à des mains habiles et expérimentées.

Né en 1679 à Strasbourg, il y fit ses premières études médicales avec tant de succès qu'il mérita bientôt les honneurs du doctorat. Puis il voyagea pour se perfectionner. Il suivit à Leipzig les leçons du célèbre JEAN BOHNIUS. C'est là, sans doute, où notre compatriote écrivit ce manuscrit que possède la bibliothèque de notre faculté de médecine, intitulé : *Annota in chirurgicum Bohnii collegiam*. De retour à Strasbourg, ses connaissances en anatomie et chirurgie le firent nommer, en 1708, à la chaire d'anatomie à laquelle fut adjointe la chirurgie. Cette double association dura jusqu'à la disparition de la vieille université.

Cherchons maintenant à apprécier son enseignement. Il n'existe aucun écrit propre à l'auteur ; mais la collection des thèses soutenues sous sa présidence nous offre une source précieuse de documents où se réfléchit la pensée du maître.

En présence de l'avilissement de la chirurgie, SALTZMANN devait avant tout en relever le caractère en la proclamant la sœur aînée de la médecine, et en comptant ses quartiers de noblesse dans les vieilles pages de la médecine grecque et romaine. « La chirurgie, s'écrie-t-il (préface de la thèse de MUSTINGER, 1712), est de toutes les parties de la médecine non-seulement la plus antique, mais la plus sûre et la plus utile. Quel que soit le livre ancien que vous feuilletiez avec soin, nulle part vous ne trouverez la chirurgie séparée de la médecine; bien plus, vous lirez à chaque instant des noms d'hommes illustres dans l'exercice de cet art. Avant HIPPOCRATE, par HIPPOCRATE lui-même et ses successeurs, chez les Romains au dire de CELSE, toujours la chirurgie fut professée avec la médecine; le vieillard de Cos ne lui voua-t-il pas un culte particulier, en la considérant comme le moyen le plus puissant de l'art de guérir? C'est donc, continue SALTZMANN, en empruntant cette fois les paroles de son maître BOHNIUS, c'est donc par une erreur grossière et un abus coupable que cette noble partie de notre art a été laissée dans presque toute l'Allemagne aux barbiers et aux baigneurs; ce funeste abandon est le fruit de la paresse et de l'insouciance des médecins.»

L'importance des études anatomiques pour la chirurgie était trop évidente pour que le professeur ne revînt pas à chaque instant sur cette question favorite, afin de la graver profondément dans l'esprit de ses auditeurs. Cette alliance si bien sentie de ces deux sciences amies était le dernier coup porté à l'ignorance et à la maladresse. Aussi la trouve-t-on réimprimée dans la plupart des thèses soutenues sous la présidence de SALTZMANN. «Cette étude ne peut être superficielle, dit-il; elle doit porter sur les cadavres de différents sexes, de tout âge, etc. [1]»

Jusqu'ici l'enseignement s'était contenté des vieilles formes scolastiques s'épuisant dans l'explication de toutes

---

[1] MUSTINGER, *loc. cit.*, thèse de JOH. DAN. REISSEISSEN, 1718, *Sur les fausses articulations*, *etc.*

les doctrines connues; la philosophie du dix-septième siècle venait de paraître, proclamant dans la bouche de Descartes l'infaillibilité de la raison humaine, et, sous la plume de Bacon, la nécessité de soumettre les produits incertains du vieux monde au contrôle d'une expérience nouvelle et plus éclairée. Cette source de vérités inconnues devait frapper l'esprit réformateur de SALTZMANN. Aussi formule-t-il nettement la nécessité des recherches expérimentales substituées aux subtilités du langage et à la stérilité des vaines discussions [1].

Soutenu par de telles prémisses, il lui restait à élargir le champ de la chirurgie, en ne la limitant plus au cadre étroit du manuel opératoire. Fidèle à cette idée, ses leçons comportaient des notions étendues sur l'anatomie normale de l'organe affecté, sur l'anatomie pathologique basée sur des résultats nécroscopiques, sur la symptomatologie, l'étiologie, le pronostic, le traitement, ou, pour mieux dire, la science des indications et les moyens de les remplir. Enfin, et pour montrer aux néophytes que le moindre détail n'est pas indigne de leurs efforts, des questions les plus ardues de la chirurgie, telles que la taille, les hernies, les amputations, l'autoplastie, il descendait aux sujets plus simples, aux fractures, aux luxations, aux abcès, à la saignée, etc.; terrain jusqu'alors délaissé aux barbiers comme indigne d'un médecin.

Il ne manqua à cet enseignement théorique et d'amphithéâtre que la clinique; mais cette lacune devait ici, comme ailleurs, durer longtemps encore; moins heureuse, sous ce rapport, que la médecine qui obtenait déjà en

---

[1] Thèse de JOH. DAN. REISSEISSEN, *loc. cit.* Exorde du président.

1752, sous le professeur SACHS, un service clinique à l'hôpital civil, où les élèves, sous la direction du maître, visitaient, examinaient et soignaient les malades.

Dans sa carrière professorale, SALTZMANN releva la dignité professionnelle de la chirurgie, rendit cette science tributaire de l'anatomie, et dégageant son enseignement des formes usées de la scolastique, il élargit son cadre en substituant au manuel restreint de quelques opérations, l'ensemble de la pathologie chirurgicale. De tels efforts, dirigés vers un si noble but, ne pouvaient rester longtemps sans effet. Aussi vit-on, dès les premières années de cet enseignement, nombre d'élèves tourner leur regard vers la science délaissée, et viser à l'honneur inconnu d'intituler leurs thèses, *Dissertation médico-chirurgicale.* Sous l'influence de cette parole fécondante, s'infiltrait peu à peu dans les jeunes générations médicales la nécessité de la fusion de la médecine et de la chirurgie, opérée de fait dans le courant de ce siècle[1], mais qui ne devait légalement disparaître qu'au commencement du dix-neuvième siècle, dans les créations du nouvel enseignement. Ainsi SALTZMANN essayait avec succès à Strasbourg une réforme que l'Académie de chirurgie devait tenter vingt ans plus tard sur une plus vaste échelle.

SALTZMANN mourut en 1738[2]. Les successeurs continuèrent l'œuvre du maître, en conservant désormais le titre de professeurs d'anatomie et de chirurgie. Ce fut EISENMANN, de 1738 à 1768; JEAN-FRÉDÉRIC-LOBSTEIN, de 1768 à 1784, et THOMAS LAUTH, de 1784 à la suppression de l'université.

---

[1] Thèse *Sur l'ouverture des abcès*, par JEAN-ANDRÉ GÜLCH, 1737. Présidence de SALTZMANN (voir à la fin).

[2] *Arch. de la faculté de médecine.*

LOBSTEIN fut celui des trois qui donna le plus vif éclat à cet enseignement, dont je ne saurais mieux peindre le caractère qu'en rapportant ce passage emprunté à son éloge, prononcé à la Société royale de médecine de Paris en 1784. « Après avoir décrit la structure d'une partie et en avoir expliqué le mécanisme, LOBSTEIN exécutait toutes les opérations dont elle était susceptible. La théorie et la pratique de ces opérations étaient elles-mêmes précédées de l'histoire des maladies internes ou externes, dont les accidents y avaient présenté quelques rapports. Ainsi les notions que l'on trouvait éparses ailleurs, LOBSTEIN les réunissait : comme l'enseignement devenait par là plus complet, l'instruction était en même temps plus attrayante et plus simple..... les élèves vinrent à ses leçons avec une telle affluence, que l'excédant des fonds, résultant des sommes annuelles payées par chacun d'eux, a suffi pour faire à la bibliothèque publique de grandes augmentations[1]. »

Tel fut nôtre enseignement chirurgical pendant la durée du siècle passé, et, si sa force se mesurait plutôt par des disciples devenus célèbres que par l'ensemble des résultats, je pourrais citer nombre de chirurgiens distingués sortis de notre école.

Pratique chirurgicale.

D'après BRUNUS, cité par M. MALGAIGNE (*Introd. aux œuvres d'*AMBROISE PARÉ, p. CXXXV), ce fut seulement dans la première moitié du treizième siècle que les médecins-chirurgiens livrèrent aux barbiers la lancette pour la

[1] *Mém. de la Société royale*, t. VII, p. 38.

saignée et les scarifications; ce premier pas devait être suivi de beaucoup d'autres.

L'Allemagne en particulier donna un triste exemple de paresse et d'indifférence; ainsi, jusqu'au quinzième siècle, toute la pratique de la chirurgie se trouva entre les mains des barbiers, des baigneurs et rebouteurs, et, par une singulière exception, ces professions étaient considérées comme déshonorantes et repoussées par les autres corps de métier. « Aucun artisan, dit SPRENGEL, ne prenait un jeune homme en apprentissage, sans une attestation portant qu'il était né de parents honnêtes, unis en légitime mariage, et d'une famille où il ne se trouvait ni barbier, ni baigneur, ni berger, ni écorcheur » (SPRENGEL, *Hist. de la médecine*, t. II, p. 486).

Les extraits suivants, empruntés à l'ouvrage de LANGE, permettent d'apprécier l'état des connaissances des chirurgiens allemands de l'époque sur la nature des plaies et les moyens de les guérir, sur les instruments chirurgicaux des anciens, de juger les résultats qu'ils obtenaient dans le traitement des fractures et des luxations, et la singulière coutume de faire boire parfois à leurs malades le sang provenant de leur propre saignée :

Joann. Langii Lamberhii Epistolarum medicinalium volumen.
Hanove. 1605.

Let. 3, p. 15 : At nostri seculi chirurgici, quum semel vitulum vel porcellum lanium exenterare viderint, totius anatomiæ imperiti, non verentur ineffabili quâdam tyrannide in corpora hominum urendo et secando grassari.

P. 19 : Quem liquorem, aut si mavis ἰχωρα, nostrates chirurgici ineptissimo vocabulo aquam articulorum appellant et esse arbitrantur : licet ex omnibus sane articulis totius corporeæ molis, non tantum liquoris eliceres quantum vel unâ die et nocte ichoris ex vulnere apostemato profluit....

Dicere me pudet, sed dicam: quod hisce oculis vidi Ambergæ chirurgum, unguentem populeonis in patellâ ferue factum, bulliens adhuc, vulneris osculo infundentem. A quo quum remedii rationem suscitarer, malis mala curari opportere, respondit. Tum patiens effusis lacrymis certe, inquit, tua remedia non mala tantum, sed pessima esse sentio.

Let. 5, p. 29: Nuper cum quibusdam empiricis in convivium accersitus, et ut id genus hominum est gloriabundum, singulis sua chirurgiæ instrumenta partim Augustæ, partim Nurbergæ, ex norico ferro et calybe facta, commendantibus: tum ego ab illis suscitabar, ecquis illorum trepanum ἀβαπτισον cujus Galenus meminit, haberet, aut vidisset unquam? Obtupescebant omnes, attentique ora aperta tenebant tandem unus ait: Langi doctor, frustra quæris in Germania abaptista, non enim chirurgicorum instrumenta nobiscum, sed campanæ et pueri baptizantur.

Let. 8, p. 33, *à l'occasion de la saignée:* Attamen cum secta vena sanguinem in lebete, ob flatulentum inclusum spiritum. Contremiscere vident, vitam cum sanguine effusam suspicantur: quem ob id repente, antequam te pescat, patientem absorbere cogunt.

Let. 82, p. 453: *De recta, luxata instaurandi methodo.*

De Heidelberga, mi Pandulphe, ad thermas Badenses quas olim Marc Aurelius Antoninus condidit, et postea Carolus quartus suæ nomenclaturæ imperator instauravit profecturus, cum parum a recto itinere versus pagum Kirloch divertises, omnes tibi obvios, quos de[illegible]o itineris compendio perconctatus fuisses, vel luxata coxendice: vel distortis talis loripedes claudicasse suibis Quum vero chirurgos etiam, instaurandi luxata peritos (quos Græci ἐνεμβολους appellant), hunc pagum incolere accepisses, admiratus quoque e proximis villis claudicantium multitudinem, quid causæ subesse arbitrer, a me suscitaris.

Strasbourg subit sans doute l'influence générale; mais j'ai hâte d'ajouter que de bonne heure cette cité posséda des chirurgiens[1] d'une certaine valeur, si l'on en juge par les œuvres qu'ils ont publiées et par la réputation dont

---

[1] Dans les ouvrages de cette époque, les mots de *chirurgien*, *barbier* ou *médecin de blessures* sont indifféremment employés.

certains d'entre eux jouirent même dans des pays éloignés.

En dehors du mouvement intellectuel dont Strasbourg fut le siége au quinzième siècle, grâce à ses imprimeries des premières du monde, je trouve les causes de sa prospérité chirurgicale : 1° dans les règlements que ses chefs imposèrent à l'exercice de cette profession, 2° dans le grand nombre d'établissements hospitaliers que la ville créa à cette époque.

Ainsi, dans les documents du quinzième siècle, les baigneurs sont réduits aux applications de ventouses dans leur propre maison ; et, vers l'époque de la Réformation (1530), il est question de cinq chirurgiens jurés (visiteurs de blessures), qui obtinrent du sénat et des XXI un arrêté par lequel les calices, les écussons et autres ornements provenant des églises seraient vendus, afin de consacrer une partie du produit de la vente à l'achat d'instruments de médecine et de chirurgie nécessaires à l'exercice de l'art, et déposés entre les mains des plus anciens d'entre eux, afin de s'en servir dans l'intérêt commun de la bourgeoisie.

C'est de cette époque, ai je dit, que date la création d'un bon nombre d'établissements hospitaliers auxquels des chirurgiens furent attachés.

Strasbourg possédait déjà l'hôpital des bourgeois ou de la ville, nommé au quatorzième siècle, dans les titres latins, *hospitale majus*[1], pour le distinguer de Sainte-

[1] L'hôpital civil de Strasbourg a été originairement fondé par le magistrat et la bourgeoisie dans la rue de la Mercerie, d'où, en 1316, par rapport à la peste qui ravageait la ville, on le transféra à la place que céda Henri de Hohenburg, et de là, en 1392, à l'occasion de la guerre, à l'endroit où il se trouve encore actuellement, et où, en 1720, il se releva des cendres dans

Barbe, fondée en 1512 par le noble seigneur Kolb et sa sœur Phyne en faveur de dix malades.

Dès 1523, l'aumônerie commune fonda des établissements hospitaliers où les pauvres étrangers malades re-

---

lesquelles l'avait jeté l'incendie du 6 novembre 1716. L'époque juste de sa fondation se perd dans les opérations ténébreuses des siècles de l'ignorance. (Il est dédié à Dieu, à la Sainte-Vierge et à saint Erhard, qui baptisa sainte Odile.)

Le diplôme le plus ancien qui se rapporte à son existence est celui de l'évêque Burckard, de l'année 1143; il dit qu'à la sollicitation des bourgeois, son prédécesseur Cuno, qui siégea de l'année 1103 jusqu'en 1123, avait fait donation à l'usage de l'hôpital de tout l'espace qui se trouvait de sa cuisine entre le mur et le fossé jusqu'à la porte prochaine contre le monastère. Il entre ensuite dans l'énumération de tous les dons faits à l'hôpital, tant par ledit Cuno et l'évêque Gebehard, que par la bourgeoisie et d'autres particuliers, et déclare enfin que, voulant amplifier le service de Dieu, il a dédié la chapelle appartenant à l'hôpital, et donné une partie de la cour pour l'élargir vers la Bruche.

L'hôpital obtint plus tard des privilèges considérables des pontifes Urbain V, Boniface IX, Martin V et Eugène IV, et des empereurs Conrad III, Frédéric II, Rodolphe Ier, Sigismond et Rodolphe II, et même du concile de Bâle avant sa dissolution.

Jusqu'en 1504, il s'enrichit par des quêtes à domicile, puis il reçut surtout un accroissement plus considérable par l'adjonction du couvent des religieuses de Sainte-Claire (Marché-aux-Chevaux), d'une partie des biens des Frères dominicains, de la moitié des revenus des moines de Saint-Arbogast, de l'église Rouge ou hôpital des lépreux, et de Sainte-Barbe, fondée en 1312.

Dans l'administration intérieure, qui, en vertu du traité de Haguenau de 1263 et de la reconnaissance de l'évêque Jean de 1319, appartenait au magistrat, à l'exclusion de tout autre, il est question d'un médecin et d'un chirurgien attachés à l'établissement, qui devaient prêter serment entre les mains des directeurs et du receveur général de l'hospice, eux-mêmes assermentés par devant Messieurs les XXI (*Mémoire historique concernant l'hôpital civil et les fondations incorporées;* archives de l'hôpital).

cevaient des soins assidus. Le premier établissement de ce genre fut le *Boosenhaus*, situé rue dite *Bicker-Gasse*, maison à l'enseigne de la *Cuiller-à-pot*, près des Ponts-Couverts, concédée par l'œuvre de Saint Pierre-le-Vieux[1] à l'aumônerie, augmentée en 1538 par l'acquisition de la grande et ancienne cour, où se trouvaient quelques maisonnettes.

En octobre 1526, le magistrat de la ville mit derechef à la disposition de l'aumônerie une maison des *Sœurs béguines*, située au Fossé-des-Tanneurs, pour y traiter et entretenir des malades pauvres affectés de vérole et autres ulcères semblables. A chacun de ces établissements l'aumônerie affecta un chirurgien.

Ainsi, je lis le traité suivant pour le Boos: « Mardi après Sainte-Catherine, par ordre des administrateurs en chef, j'ai traité avec Etienne Bowmann, chirurgien dans la rue *Oberstrasse*, vis-à vis de la rue du Bouclier, pour guérir Michel D..., garçon, paysan pauvre de Krautergersheim, à raison de 3 florins (6 fr.), et, durant ce traitement, ce garçon devra être entretenu dans la chambre supérieure à la Boos, sur le même pied qu'un autre. »

Pour la maison des Béguines, ce fut le 23 novembre 1526 que les administrateurs de l'aumône firent un traité pour un an, sauf renouvellement, avec un nommé Léonard Reinlin, de Kœnigshoffen, tisserand et médecin pour les maladies vénériennes. Déjà en 1525, à la foire d'automne de Francfort, le receveur de l'aumône, en vue

[1] Il y avait en ville, à cette époque, plusieurs gîtes (*Elendherberg*) destinés à recevoir pour la nuit les pauvres passants; le premier établissement de ce genre date de 1360; il fut fondé par un nommé OEttelin, prébendier de la cathédrale, dans la rue Sainte-Elisabeth, et transféré, l'année suivante, au Vieux-Marché-aux-Vins.

d'économie, avait fait acheter 107 kilogrammes de bois de gayac, pour être distribués aux vérolés que traitaient en ville diverses personnes, d'après des conventions passées avec l'aumônerie.

A côté de ces divers établissements s'élevait petit à petit une autre fondation spécialement destinée aux services des maladies vénériennes : le *Blattèrhaus*. Il existe aux archives des hospices un petit registre en parchemin portant la date de 1503 et intitulé : *Fondation du Blatterhaus*, dans lequel on lit qu'à la Saint-Nicolas 1503, trois délégués du magistrat de Strasbourg ont invité Gaspard Hoffmeister, bourgeois de cette ville, à s'intéresser au sort des pauvres vérolés et à devenir leur receveur, ce que ledit Gaspard a accepté au nom de Dieu ; et, en se rendant au *Thumenloch* (impasse Thomas), il y trouva dix-sept de ces misérables, femmes et hommes, couchés pitoyablement à terre sur la paille. Hoffmeister commença son service avec 5 schellings 10 pfennings, que lui envoya à cet effet le chevalier Jacques Zorn zum Rieth. Le magistrat lui fournit gratuitement le bois et les fagots nécessaires, et, au moyen des saintes aumônes, il put acheter et bâtir jusqu'en 1526.

D'après Specklin et Hertzog, le Blatterhaus aurait été construit au Finkwiller[1], en 1495 (Specklin), en 1499 (Hertzog), par les soins d'un charitable habitant de Strasbourg, Sébastien Erb, qui recueillit dans ce but de nombreux dons. Le mal vénérien, inconnu jusqu'alors, fut importé dans le pays par des soldats revenant de l'armée française, avec laquelle ils avaient fait la campagne de

[1] Ce bâtiment renferme aujourd'hui la recette, la boulangerie et les magasins des hospices civils réunis et portant le nom de *Saint-Marc*.

Naples. Ce mal se propagea avec une rapidité si effroyable qu'un grand nombre de personnes périrent misérablement en plein air, aucun remède pour combattre ce fléau n'étant encore connu.

Quoi qu'il en soit de ces deux versions sur l'origine du Blatterhaus, il n'en reste pas moins acquis que sa construction fut le fait du nombre considérable de vénériens laissés sans secours, que les fonds nécessaires furent fournis à l'aide d'aumônes recueillies par une personne charitable de la ville, qu'enfin il fut dans le principe une maison indépendante. Remarquons, en passant, qu'on y faisait de la chirurgie: au mois de février 1527, le chirurgien Wernher fut chargé, à raison de 3 florins (6 fr.), d'amputer la cuisse à Conrad Kupfernagel, de Sermersheim, ainsi qu'à Nicolas Adolff, de Neuwiller, pour la même somme.

A partir de leur création, l'aumônerie et le Blatterhaus s'accrurent parallèlement par des dons venus de sources diverses.

L'aumônerie reçut successivement le produit de la vente des ornements de diverses églises abandonnées par le culte catholique (1527), tous les revenus et biens rentiers des couvents Saint-Marc et Saint-Jean (1529), une partie des biens des dominicains prêcheurs et des chanoines du couvent Saint-Arbogast (1530).

Les biens du couvent de Sainte-Catherine et de la fabrique de Saint Martin revinrent au Blatterhaus.

L'aumônerie, ainsi dotée et primitivement située dans *la maison au Raisin* (aujourd'hui n° 50 de la rue du Vieux-Marché-aux-Vins), provenant de l'ordre des Frères de Saint-François (porteurs des morts), alla s'établir au couvent Saint Marc (aujourd'hui Mont-de piété). Mais en

1687, par suite de différends survenus, le magistrat de la ville céda, par décret royal, à l'ordre de Saint-Jean-de-Jérusalem le couvent Saint-Marc, et transporta l'aumônerie au Blatterhaus, qui depuis cette époque a porté le nom de *Fondation de Saint-Marc*. Le Blatterhaus fut à son tour transporté d'abord dans le restant du couvent de Saint-Jean, et plus tard dans les bâtiments situés aux lieux dits *la Petite-France*, sous le nom de *Nouveau Blatterhaus* ou *Churhaus*, et l'administration de Saint-Marc fit établir des corridors et des préaux dans l'ancien local du Blatterhaus, à l'usage des convalescents, que l'on y conduisait depuis le Boosenhaus et le Nouveau Blatterhaus, en les faisant passer par les Ponts-Couverts et la ruelle de la Question.

En 1689, la réunion de la gestion du Blatterhaus et de l'aumônerie fut opérée; en 1789 eut lieu à l'hôpital le transfert du service et des biens du Blatterhaus. Enfin, l'an VII de la République, tous les établissements de bienfaisance furent réunis sous une même administration[1].

Le but primitif de ces lieux de la bienfaisance publique, les fonds dont ils purent disposer de bonne heure, appelèrent une population de malades de tout genre, dont les besoins nécessitèrent la présence régulière d'un chirurgien. j'ai sous les yeux un traité fait avec JEAN SCHERER, de Wilstett, médecin-chirurgien, qui se chargea des opérations de chirurgie depuis 1538. A partir de 1540, ce fut un nommé ADOLPHE MENG, chirurgien.

Je donne textuellement le procès-verbal sans date de

---

[1] *Mémoire de la commission administrative des hospices, etc.*, par MM. Marquaire, Theis et par M. le secrétaire général des hospices de Strasbourg.

l'installation d'un nommé Zost-Kitzelt, chirurgien-oculiste. C'est le seul document que j'aie pu recueillir dans ces temps reculés sur les opérations de taille, de hernie et d'oculistique pratiquées à Strasbourg.

Installation de Zost-Kitzell, *chirurgien-oculiste à Strasbourg*

Par ces présentes on fait savoir que les autorités de Saint-Marc (dont les noms sont donnés) ont accepté le nommé Zost-Kitzell, chirurgien-oculiste. Il est tenu de traiter les pauvres et leurs enfants affectés de la pierre, de hernie ou maux d'yeux et d'autres accidents de ce genre, qui lui sont envoyés par le gérant de la fondation de Saint-Marc; il doit les soigner consciencieusement à ses frais.

La fondation de Saint-Marc lui donne pour ses frais et services annuellement vers Noël 26 florins de Strasbourg (65 fr.), plus 4 sacs de blé et seigle... Et, comme le susdit chirurgien ne peut pas toujours être présent pour les pansements, il doit avoir continuellement chez lui un aide habile et capable barbier de son état, qui doit panser les personnes opérées.

Les appointements de l'aide sont de 6 florins par an.

Si des étrangers sont atteints de ces maladies, ils doivent se présenter à l'administration de Saint-Marc, qui les envoie au sieur Zost, qui est tenu à les traiter consciencieusement, et l'administrateur lui enverra une certaine somme par chaque individu. Le chirurgien ne pourra plus rien demander à ces malades; mais il peut accepter un cadeau fait de bon gré de leur part, sans préjudice de son salaire.

Le bain à l'hôpital ne doit pas être chauffé avant l'opération, comme on l'a fait trop souvent.

Les noms des opérés doivent être inscrits dans un registre ouvert à la salle d'opération.

Je donne également le plus ancien des règlements (1555) du chirurgien de la maison des orphelins :

Fonctions du barbier-chirurgien de l'hospice des orphelins.

Le barbier de l'hospice doit fournir aux orphelins et aux domestiques de l'établissement, selon leurs besoins, les emplâtres, les onguents et les liqueurs. Il est, en outre, tenu d'arracher les dents et de couper les cheveux aux enfants, de raser les domestiques chaque semaine, de leur couper les cheveux et de leur faire des saignées aussi souvent qu'on le lui demandera.

Mais, pour qu'aucun des orphelins ni des domestiques ne soit négligé, il doit se rendre une fois par jour à l'hospice, les examiner et leur être utile de son mieux.

Pour ce service, il recevra annuellement de l'établissement 6 florins, argent de Strasbourg, et 2 sacs de froment et de seigle, et pas plus.

S'il y a des cas majeurs, tels que fractures de jambes, blessures, etc., il sera payé à part d'après une taxe équitable, sur l'avis des administrateurs de l'établissement.

Si le cas est tellement grave que le barbier se croit impuissant à la besogne, il doit en prévenir à temps un des administrateurs et attendre ses ordres.

Avant de rechercher dans les livres de l'époque la pratique chirurgicale du quinzième et du seizième siècle, remarquons la différence du nombre des opérations faites par les chirurgiens de plusieurs localités de la France. Selon M. MALGAIGNE (*loc. cit.*, p. 170), à Bordeaux, les barbiers devaient connaître le traitement des luxations et des fractures; à Montpellier, on voit, par le traité de JEAN FALCON, que cela ne faisait point partie de la chirurgie, et FRANCO écrivait en 1561 : « Nous voyons en aucunes villes jurées par les chirurgiens qui ont leurs *rhabilleurs* (comme ils disent) estimants être déshonneur de réduire un article luxé ou une fracture. » A Paris (p. 147), les barbiers faisaient les petites opérations et les incisions les plus grandes; les chirurgiens de Saint-Côme, qui dédaignaient également les unes et les autres, n'avaient plus qu'un domaine fort rétréci.

A Strasbourg, je l'ai déjà dit, il n'existait aucune différence entre un chirurgien et un barbier ; ils appartenaient à la même corporation et subissaient des épreuves identiques. Leur pratique est indiquée dans les livres de l'époque, dans celui de BRUNSWIGG (*Der Chirurgia und Wirkung der Wundarzney;* Strasb. 1497), et surtout dans le traité de GERSDORFF (2e édit. de 1528, *Feldbuch der Wundarzney*). Au point de vue de l'art, le second est incomparablement préférable au premier, à l'exception toutefois du traité des plaies d'armes à feu. C'est aussi dans ce chapitre que BRUNSWIGG nous a conservé le nom de HANS DE DOCKENBOURG, mandé par Matthias Corvin, roi de Hongrie, blessé dans une bataille. Le chirurgien d'Alsace, assez heureux pour guérir le monarque, revint chargé de présents.

GERSDORFF, après avoir exposé l'anatomie du corps humain, traite, dans le premier chapitre de la seconde partie, de la manière dont un chirurgien doit agir dans l'exercice de son art. Je ne puis résister au désir de donner *in extenso* ce paragraphe digne de figurer dans nos ouvrages modernes.

« Le mot *chirurgien* vient du mot grec χειρ, main, et ἔργον, ouvrage; la chirurgie est le travail de la main. Le chirurgien diffère du médecin ou physicien en ce que le dernier n'exécute aucune œuvre manuelle. Donc, les fonctions du chirurgien consistent à réunir les diverses parties du corps de l'homme coupées ou brisées. Un chirurgien doit être très-intelligent, prudent, et songer au dommage que son inhabileté peut causer au malade. Selon GALIEN, un chirurgien doit être plus humble, plus habile; de mœurs meilleures qu'un autre artisan, puisqu'il s'agit de la vie de l'homme. Il ne doit pas, dans le but de gagner de l'argent, promettre plus qu'il ne peut tenir. Tel est aussi l'avis de LANFRANC, GUY DE CHAULIAC et ALBUCASIS. Il doit en tout temps la vérité à son malade.

Qu'il demande peu aux pauvres, beaucoup aux riches. Il ne faut pas se louer soi-même, ni médire des autres. Qu'il connaisse bien l'arrangement intérieur des membres sur lesquels il pourra couper ou cautériser. Qu'il soit avant tout bon chrétien. S'il est jeune et dépourvu d'expérience, qu'il n'ait pas honte de s'adjoindre un barbier plus expérimenté.»

Après cette préface vient une série de chapitres relatifs à la saignée, aux blessures de toute espèce et dans les diverses régions de la tête, du tronc et des membres, aux fractures, aux luxations, au redressement des ankyloses et des cals difformes, aux amputations, enfin à la lèpre, au charbon et quelques autres maladies de la peau.

Bien que la plupart des pages soient consacrées, suivant les dogmes de l'école arabe, en vogue à cette époque, et suivant les règlements relatifs à la réception des chirurgiens[1], à décrire des onguents, emplâtres, baumes, etc., cependant nous trouverons presque à chaque chapitre des indications opératoires et surtout des instruments, dont plusieurs ont été rajeunis de nos jours. Et il ne serait pas difficile de montrer qu'à cette époque on possédait des notions très-exactes sur les difficultés à vaincre dans certaines fractures, comme celles de la jambe.

Afin de donner une idée plus complète de la distribution et de l'exposition des matériaux de ce livre, nous traduirons textuellement certains passages. Nous pourrons ainsi corriger certaines erreurs échappées aux historiens qui, comme Haller, ont parlé des chirurgiens de Strasbourg.

---

[1] L'épreuve pratique, ainsi que nous le verrons dans les règlements, consistait dans la préparation d'onguents, emplâtres, etc. Ceci dura jusque vers le milieu du dix-huitième siècle.

Plaies de la tête.

Gersdorff en expose ainsi les signes et le traitement : « S'il y a une blessure à la tête, le chirurgien doit l'examiner attentivement, afin de s'assurer qu'il n'y a pas de fragments osseux, la mondifier, raser les parties environnantes, et, selon la nécessité, réunir les parties molles. Si le crâne n'est pas brisé, la plaie sera recouverte d'un baume; mais, dans les cas de fracture, qu'on se garde bien de la couvrir d'huile ou de baume : ces substances, en tombant sur la dure-mère, donneraient la rage au blessé. Celui-ci s'abstiendra de parler, pour ne pas devenir fou; il n'usera pas de femmes, de viandes et de fruits non cuits.

« On reconnaît aux signes suivants la lésion de l'enveloppe du cerveau : vertige, figure rouge, yeux injectés et ternes, sortie du sang par les narines et les oreilles, légère paralysie de la langue, insomnie, rétention d'urine. Pour se convaincre de cette lésion, passez un fil de laine avec un nœud entre les dents du malade, puis tirez sur le fil; si la lésion existe, le blessé ne saurait soutenir cette manœuvre. Le malade perd la raison dans les blessures de la portion antérieure du cerveau, et la mémoire dans celles de la partie postérieure.»

Il serait difficile d'être plus justement concis, et, sauf quelquessignes d'une modeste importance, possédons-nous une description plus simple et plus exacte? Remarquons en passant l'essai de localisation des facultés cérébrales.

Pour les fragments osseux enfoncés, on se sert d'un tirefond monté sur deux ou trois pieds, comme l'indiquent deux figures dessinées à la p. 28. Notre dessin n° 1 représente le tire-fond à trois pieds. « Cette double instrumentation est nécessaire, dit l'auteur, pour agir dans tous les points du crâne, le trois-pieds ne pouvant solidement s'appliquer qu'à la partie supérieure de la tête, celui à deux pieds aux parties postérieures et latérales. » C'est cet instrument que HALLER a pris à tort pour un trépan, assertion répétée par M. MALGAIGNE (*loc. cit.*, p. 205). Il n'est question nulle part de trépan ni de trépanation. Il est inutile de donner une idée de l'action de l'instrument dont l'on comprend si bien le mécanisme à la simple vue de la figure.

En parlant du traitement général des plaies (*loc. cit.*, p. 50), GERSDORFF nous a laissé un double ciseau destiné à les agrandir. Cet instrument est en tout semblable au lithotome double de DUPUYTREN, moins cependant la forme de l'ouverture des deux lames, qui se fait suivant un plan curviligne dans ce dernier. Toutes les autres dispositions s'y retrouvent : ainsi, au talon on voit de petites vis de rappel destinées à agrandir ou à diminuer l'écartement des lames (voy. fig. 2). D'après JEAN TAGAULT (*Chirurgie en 5 livres;* Paris 1545), cet instrument se retrouverait déjà dans GUY DE CHAULIAC.

Le chapitre sur les plaies de l'intestin ne renferme rien de neuf. « Les plaies longitudinales, dit l'auteur, ne sont pas absolument mortelles; les transversales ou obliques sont incurables. (Cette doctrine dura jusqu'à la fin du dix-septième siècle.) Comme traitement, il faut sortir l'intestin et le coudre au besoin avec la suture du pelletier (employée pour la première fois par GUILLAUME DE SALICET), et non la suture ordinaire, parce qu'elle est inutile et dangereuse. ROGER et quelques autres conseillent de mettre dans les intestins, sous la suture, un tuyau de sureau, pour l'empêcher de pourrir.» J'ai cité tout au long ce passage pour montrer que GERSDORFF n'avait pas un procédé particulier, comme l'a dit M. le docteur BOURGUIGNON (*Notes pour servir à l'histoire de l'ancienne école de médecine de Strasbourg*, 1849, p. 24).

Je laisse de côté le chapitre des plaies d'armes à feu; comme cette partie a été décrite pour la première fois dans les ouvrages de la chirurgie strasbourgeoise, je la donnerai plus loin *in extenso*.

Les deux ouvrages réunis de BRUNSWIGG et de GERSDORFF renferment une histoire intéressante des fractures et luxations, avec dessins d'instruments. L'un et l'autre se complètent, puisque BRUNSWIGG traite longuement des fractures en général, tandis que GERSDORFF se contente d'indiquer ces lésions et de dessiner les instruments utiles et nécessaires. La partie dogmatique est de l'école arabe; quant à la confection des instruments, elle me paraît avoir subi des modifications intéressantes entre les mains des chirurgiens de notre pays.

C'est d'après AVICENNE que BRUNSWIGG trace le traitement des fractures, après les avoir définies et indiqué leurs symptômes et leurs divisions (*loc. cit.*, p. 96).

Tout traitement de fracture se compose : 1° de la réduction de la fracture, 2° de sa coaptation et réunion régulière, 3° du pansement, 4° enfin, de la cure des accidents, dont il ne saurait donner dans son livre qu'un abrégé succinct.

Pour procéder à la cure d'une fracture, on doit : 1° préparer des bandes de linge et les enduire d'huile de rose, 2° un drap muni de quatre lacs de la longueur du membre, également imbibé d'huile de rose; 3° le tout est ensuite trempé dans l'oxycrat et épuré; 4° le membre est lavé et frotté avec la même substance; 5° confectionner des attelles minces en bois de hêtre, en corne, en fer ou en cuir, larges de deux à trois travers de doigt, et de la longueur même du membre fracturé (ALBUCASIS), que l'on place tout autour du membre, en ne laissant entre elles que l'écartement d'un travers de doigt; 6° dans cet espace, introduisez des étoupes trempées dans du blanc d'œuf; 7° serrez ensuite l'appareil avec trois lacs munis chacun d'un petit cylindre en bois creux, disposés en forme de garrot, avec lesquels on doit mesurer la striction, jusqu'à ce qu'il soit possible de passer une fiche dans les trois cylindres, afin de les immobiliser; 8° disposer sous le membre un *suspensorium*, *canabulum*, sur lequel il prendra un appui fixe et solide; 9° avoir un lit percé à son centre, pour permettre au malade de satisfaire à ses besoins sans se déranger, et fixer au plafond une corde sur laquelle le blessé puisse prendre un point d'appui pour s'aider dans ses mouvements; 10° des aides doivent faire l'extension et la contre-extension, que l'on continuera à l'aide de lacs adaptés à une vis de rappel fixée dans le *canabulum*. Telle est la description de l'appareil donné par GERSDORFF (p. 49) et reproduit dans notre planche (fig. 3).

Le tourniquet adapté au support semble appartenir à la chirurgie de Strasbourg. On ne trouve nulle part ce moyen indiqué pour les appareils à extension continue. Celui de GERSDORFF remplit si bien les indications qu'il serait difficile d'en citer aujourd'hui un autre supérieur à lui.

Pour les luxations du bras, GERSDORFF a substitué le fou à la balance. Le fou est une espèce d'ambi auquel on a ajouté un tourniquet. Notre figure 4 donne le dessin de cet instrument et la manière de s'en servir. Il aurait rendu de grands services à la pratique de son auteur, si nous en jugeons par cette phrase placée en tête de la planche où GERSDORFF l'a dessiné (p. 53) : « Je m'appelle tout simplement *fou* (*der Narr*) ; mais celui qui a besoin de moi ne se moque pas de moi. »

Vient ensuite un chapitre sur le traitement des ankyloses et des cals difformes. La pratique des deux chirurgiens de Strasbourg est sensiblement différente.

BRUNSWIGG veut (*loc. cit.*, p. 89), après avoir ramolli le membre pendant plusieurs jours à l'aide de bains, d'emplâtres, qu'on étende le membre ou que l'on brise le cal, soit avec la main, soit en appuyant fortement le pied ou un levier quelconque sur le membre préalablement fixé sur deux traverses en bois séparées l'une de l'autre[1].

Nous retrouvons encore pour cette même indication le génie inventif de GERSDORFF; au lieu de se fier à une force brutale et si peu calculable comme dans le procédé de BRUNSWIGG, il a inventé plusieurs machines : les unes, s'adaptant au bras ou à la cuisse, sont des gouttières métalliques articulées que l'on peut à volonté écarter petit à petit à l'aide d'une ou de plusieurs vis (fig. 5). Les autres sont faites pour le pied et le genou (voy. fig. 6), sur le modèle du canabulum à fracture, et jouissent du même avantage que les précédentes. On ne saurait refuser à notre compatriote un esprit fécond et ingénieux dans ses inventions.

En rapprochant l'une de l'autre les pratiques chirurgicales de BRUNSWIGG et de GERSDORFF, on reste convaincu

---

1 Cette manœuvre est figurée dans une des planches qui ornent son ouvrage.

qu'au quinzième et au seizième siècle on trouvait, comme aujourd'hui, des hommes cherchant à emprunter à la mécanique des ressources chirurgicales, tandis que d'autres ne songeaient pas à y recourir.

Les amputations étaient une des rares opérations sanglantes usitées alors; le manuel opératoire, retracé dans un dessin de la *Chirurgie* de Gersdorff (p. 81), consistait à placer circulairement une bande au-dessus et au-dessous du lieu où la section devait porter, afin de maintenir les chairs. On coupait d'un seul coup, avec le rasoir [1], peau et muscles, puis on sciait les os. Brunswigg nous a laissé un curieux exemple d'amputation multiple : il s'agit d'un jeune homme qui, dans une lutte, mordu au pouce par son adversaire, dut successivement subir l'amputation du pouce, de la main, de l'avant bras et du bras. L'opéré guérit, et l'auteur ne manqua pas d'attribuer les accidents qu'il avait éprouvés à la méchanceté de son adversaire, qui s'était momentanément empoisonné les dents en mâchant une substance vénéneuse. Gersdorff, dans le pansement, laissait la bande supérieure assez serrée, puis, ramenant la peau, il matelassait la surface du moignon d'une quantité notable de linge, et par là-dessus il appliquait, sous forme de capuchon, une vessie forte de bœuf ou de porc, légèrement humide, qu'il fixait circulairement sur le membre, sans avoir recours à la suture. Il ajoute qu'il n'a jamais vu l'hémorrhagie se produire, et ses malades ont tous guéri, ainsi que peuvent le certifier bon nombre d'apprentis-chirurgiens. Il

[1] La figure du rasoir moderne est déjà donnée dans l'ouvrage de Brunswigg, antérieur à celui d'André Delacroix, qui n'a paru qu'en 1573, et où M. Malgaigne a trouvé la première figure du rasoir moderne (*OEuvres de* Paré, t. I, p. 390).

est à remarquer qu'il n'usait pas, à la suite des amputations, des moyens hémostatiques recommandés pour les plaies en général.

L'*hémostase* comprenait plusieurs remèdes indiqués suivant leur ordre d'importance :

1° Placer du coton allumé sur les veines; 2° si ce premier moyen échouait, on mettait sur la plaie des excréments de paon ; 3° un troisième, plus efficace, se composait de goudron, de poix, de noix de cyprès, de fleurs de grenade et de chaux vive; le tout, mêlé ensemble avec du blanc d'œuf, bien battu et préalablement étendu sur des étoupes, se plaçait sur la blessure; 4° si ces remèdes ne pouvaient atteindre la blessure, on faisait usage de vitriol ; 5° enfin, si la veine était apparente, on prenait une aiguille armée d'un fil, on la liait, et l'on cautérisait avec un fer rouge.

L'abolition de la douleur pendant les opérations, problème si bien résolu de nos jours, aurait été posé par Gersdorff, qui ne doute pas de l'efficacité de la vapeur des sucs de plantes narcotiques. Et ce qui ferait croire que le moyen indiqué est réellement utile, c'est que notre auteur conseille de faire respirer du vinaigre aux malades qui dormiraient trop longtemps après l'opération. Cette citation, que je n'ai su vérifier, est empruntée à la thèse de M. Bourguignon.

Voilà notre pratique chirurgicale des quinzième et seizième siècles; si on la compare à celle d'autres localités, on la trouvera au moins aussi complète et mieux pourvue de moyens d'action très-ingénieux pour la réduction des luxations, le traitement des fractures, etc. Quelle différence, par exemple, entre *le fou*, figuré dans la chirurgie de GERSDORFF, et l'ambès d'HIPPOCRATE, ou l'ambi d'AMBROISE PARÉ, venu quarante ans plus tard[1].

On attribue généralement (MALGAIGNE, *Introd.*, t. I, p. 246) à AMBROISE PARÉ la suppression de la cautérisation avec le fer rouge sur la surface saignante des moignons à la suite des amputations. La première fois qu'il dérogea à cette habitude fut sur un gentilhomme de M. le duc de Rohan, qui tout joyeux d'avoir échappé au fer rouge disait «qu'il en avait été quitte à bon marché». Cette pratique était depuis longtemps déjà mise en usage par GERSDORFF. Nous l'avons vu avec succès se servir de la compression immédiate à l'extrémité du moignon, et rejeter la suture si grossièrement pratiquée à cette époque. Comme moyen d'hémostase, la compression ne saurait être comparée à la ligature de l'artère. N'oublions pas cependant que plus tard on a voulu la mettre au premier rang en créant la méthode à amputation à un seul lambeau, et que de nos jours elle est encore une de nos plus précieuses ressources contre certaines hémorrhagies primitives qui compliquent trop souvent les premiers moments des amputations.

Un seul ouvrage aurait pu nous renseigner sur la pratique chirurgicale du dix-septième siècle, c'est celui de FÉLIX WURTZ, publié par son frère RODOLPHE WURTZ, chirurgien à Strasbourg. Malheureusement aucune de nos bibliothèques ne le possède. Cet ouvrage a remplacé celui de GERSDORFF, et servit de guide aux chirurgiens allemands. L'édition de Strasbourg est de 1610, elle porte

---

[1] Traduction d'AMBROISE PARÉ, par MALGAIGNE, t. II, p 376. Dans cet ouvrage on trouve la figure de l'ambès et de l'ambi. Ce dernier se distinguait du premier par la planchette d'HIPPOCRATE fixée sur un tréteau.

pour titre : *Pratica der Wundarznei, darin allerley schœdliche Missbrauche abgeschafft werden* (*Pratique de la chirurgie, de laquelle on a retranché tous les abus dangereux*). Ce que j'ai pu savoir de ce traité, je l'emprunte à des articles biographiques. Il se composerait de trois livres sur les plaies, d'un sur les médicaments, et d'un cinquième sur les maladies des enfants. Pour justifier son titre, l'auteur s'élève hautement contre l'usage abusif des sutures[1], du tamponnement et des tentes, et la coutume trop familière aux chirurgiens de porter fréquemment des sondes au fond des plaies : il donne un onguent connu dans les pharmacopées sous le nom d'*unguentum fuscum*, employé avec succès, dit l'auteur, dans le traitement des ulcères anciens et baveux.

François Sauvin a traduit cet ouvrage en français et l'a publié à Paris en 1672, in-12.

On se rappelle que, dans le courant du dix-septième siècle (1621), l'empereur Ferdinand II, en transformant l'académie de Strasbourg en université, lui concéda le droit de conférer le grade de docteur en médecine. Nous possédons depuis cette époque une collection de thèses, source nouvelle et précieuse de documents intéressants, surtout à partir des premières années du dix-huitième siècle. On pressent d'avance, vu l'état des choses, sa pénurie à l'endroit de la chirurgie pendant toute la durée du dix-septième siècle. Aussi je ne signalerai que trois thèses chirurgicales : une *sur la hernie du scrotum* (*Hernia scroti*, 1681, par Stiegler) ; des deux autres, la première, *De callo* (1681), a été soutenue par Nicol.

---

[1] Wurtz a devancé de plus d'un siècle les opinions soutenues dans les mémoires de l'Académie de chirurgie.

Flach ; la seconde, *De fracturis ossium in genere*, 1685, par J. Paul Sebitz.

La chirurgie, dit Stiegler, oppose en dernier lieu aux hernies la kélotomie (il entend la castration), les médicaments caustiques et le point doré. Telles étaient encore, comme partout, les déplorables méthodes usitées alors au sein de l'hôpital civil par les chirurgiens en titre de l'établissement. Je lis en effet dans le journal des autopsies de l'amphithéâtre (*loc. cit.*), qu'un jeune homme mourut peu de jours après avoir été opéré d'une hernie, et l'autopsie montra qu'elle avait été mal faite, puisque la vessie avait été lésée ; il y avait absence de toute ligature. J'avoue qu'à cette lecture il m'a été difficile de comprendre le procédé barbare mis en usage, et la maladresse de celui qui l'avait employé.

Le traitement des fractures était mieux compris, à en juger par la thèse de Flach, puisque dans le même hôpital on se servait pour les appareils de planchettes en bois, en cartons, ou même de papier très-épais, entourées d'étoupes enduites d'un mélange solidifiable. Les blessés, dit l'auteur, guérissaient très-bien depuis quinze ans, bien qu'on n'eût pas recours *intus* et *extus* à l'usage de l'ostéocolle (*lapis ossi fragus*).

Je n'ai rien su trouver durant ces périodes passées sur les opérations de taille et d'oculistique.

On le voit, chez nous comme ailleurs, la pratique chirurgicale du dix-septième siècle ne fut qu'une pâle continuation de celle des deux siècles précédents. On dirait, qu'avant de prendre un nouvel essor, l'esprit humain avait besoin de revoir une dernière fois les œuvres du passé, afin de se convaincre de leur insuffisance et de la nécessité de soumettre les sciences au contrôle d'une expérience plus jeune et plus forte. Tel fut le rôle peu brillant mais utile du dix-septième siècle.

Dès le début du dix-huitième siècle, les lumières du nouvel enseignement chirurgical confié à SALTZMANN, les études nombreuses et suivies d'anatomie normale, les recherches toujours croissantes et fructueuses de l'anatomie pathologique, les rapports plus faciles entre les hommes de l'art développèrent dans notre cité des chirurgiens habiles et expérimentés qui allaient dorénavant embrasser un champ plus vaste d'opérations, apportant dans leur exécution les modifications utiles dues aux découvertes de la science ou aux créations de leur propre savoir.

Le commencement du dix-huitième siècle fut témoin d'un fait chirurgical dont les conséquences ne furent pas sans intérêt pour l'exercice de l'art. Frère JACQUES, le célèbre lithotomiste, après de nombreux revers qui le forcèrent à quitter successivement Paris et Amsterdam, se réfugia à Strasbourg en 1711, où il tailla avec succès, bonheur et dextérité (thèse de M. SCHÆFFER, 1724)[1]. L'auteur de la thèse à laquelle nous empruntons cette histoire, dit que beaucoup de témoins de ses opérations vivent encore aujourd'hui, et nous tenons, ajoute-t-il, de M. le professeur SALTZMANN que frère JACQUES n'arriva à cette supériorité qu'après deux ans d'exercices : elle était telle, qu'en quarante-trois secondes (*minutorum secundorum ita dictorum*) il enleva un calcul chez un enfant de six à sept ans, en présence du professeur SCHEID. Depuis ce moment les opérations de taille furent très-fréquemment faites à Stras-

[1] *Des différentes méthodes de taille;* c'est le premier travail qui ait paru à Strasbourg sur ce sujet.

bourg, par SCHEID[1], BUSCH, BOECKLER, LEMAIRE, LERICHE, LOBSTEIN, dont l'habileté fut connue dans toute l'Europe, et par LAURENT MARCHAL, qui a laissé en témoignage une belle collection de calculs que possède aujourd'hui M. MARCHAL, professeur à la faculté de médecine.

D'après une thèse soutenue sous la présidence de LOBSTEIN (*Des calculs enkystés de la vessie*, par PFÆHLER, 1774), la méthode opératoire généralement adoptée fut la taille latéralisée, celle du reste pratiquée par frère JACQUES avec la sonde ordinaire. Ses succès à Strasbourg feraient supposer qu'il avait adopté ici le cathéter cannelé de FRANCO.

La thérapeutique des hernies gangrénées venait de faire un pas immense par le procédé de LAPEYRONIE, fixant les deux bouts de l'intestin ouvert à la plaie extérieure à l'aide d'un fil passé au travers du mésentère. Cette innovation, qui remplaçait l'anus artificiel de LITTRE, ou l'invagination du bout supérieur dans l'inférieur d'après RHAMDOR, fut de suite adoptée à Strasbourg. On trouve des succès remarquables dus aux chirurgiens BUSCH et LOBSTEIN (thèses de WEILER, *Sur la hernie gangrénée*, 1768; de MELZER, *Sur la hernie crurale étranglée*, 1769); enfin, un autre de LAURENT MARCHAL, publié dans les mémoires de la Société royale de médecine, avec figures. D'après BEYCKERT (*Thèse sur la hernie scrotale*. Stras. 1775, p. 19), le débridement du collet du sac herniaire et des anneaux fibreux avait prévalu sur leur dilatation dans l'opération de la hernie étranglée.

---

[1] Thèse *Sur les appendices de la vessie*, par BROCHÉ, 1754, et celle de ROSA, 1723, *De calculo vesicæ*.

Les opérations de la fistule lacrymale, de la cataracte, comptèrent deux habiles représentants dans LOBSTEIN et LAURENT MARCHAL. Je n'ai pu savoir si la méthode d'extraction du cristallin obtint la préférence sur l'abaissement. La seule thèse soutenue sur cette question, en 1759, manque dans toutes nos collections. Elle a pour titre : *Num in curatione suffusionis lentis cristallinæ extractio sit depositioni præferenda* (SCHURER, 1760). En tout cas, LOBSTEIN nous a laissé un couteau à cataracte de son invention; ceux en vogue actuellement ont conservé ses dispositions essentielles.

Je consigne ici la description de l'instrument publié dans l'ouvrage de HENKEL (*Abhandlungen der chirurgischen Operationen*. Berlin 1772). « La lame est tranchante des deux côtés à la pointe, mais à la distance d'une ligne seulement sur le dos qui est droit. Le bord tranchant dans toute sa longueur est en forme de coin de la pointe à sa base. Des deux faces celle qui regarde la cornée pendant l'opération est plane, l'autre est convexe; il y a deux couteaux, un pour le côté gauche, l'autre pour le droit. » On juge de suite l'avantage de ce couteau qui facilite l'incision, en s'élargissant de la pointe à la base par son bord tranchant, et dont la face interne convexe lutte avec efficacité contre la tendance de l'iris à se porter vers le tranchant de la lame pendant sa manœuvre opératoire (voy. fig. 7, où se trouve dessiné l'instrument pour l'œil gauche, face convexe en regard).

LOBSTEIN opérait la fistule lacrymale par un procédé mixte, dont les éléments étaient empruntés à ceux de MEJEAN et de STAHL; il est décrit dans la thèse de SCHULZE, soutenue en 1780 (*De fistulam lacrymalem sanandi methodis*). Il consistait à faire en dehors l'incision du sac, et à glisser par cette ouverture un stylet de MEJEAN, armé d'une mèche de charpie enduite d'un onguent dessiccatif. Convaincu par expérience de la difficulté que l'on éprouve d'amener au dehors par l'orifice nasal l'extrémité boutonnée du stylet, LOBSTEIN inventa deux pinces à forceps, l'une droite, l'autre recourbée, pour remédier à cet inconvénient. Ces instruments sont dessinés sur une planche annexée à la thèse. Dans sa revue historique des procédés, l'auteur prouve que l'incision extérieure du sac remonte à STAHL et non pas à J. L. PETIT, comme on le dit.

LAURENT MARCHAL se servait de la canule de FOUBERT. Le manuel très-complet de cette opération se trouve dans la thèse d'ANSELME MARCHAL, son gendre, dont on déplore la perte récente. Onze observations propres à l'auteur appuient la valeur de la méthode, dont on devait plus tard attribuer la vulgarisation à DUPUYTREN. L'histoire peut redire aujourd'hui à qui revient cet honneur.

Enfin, LAURENT MARCHAL[1] osa le premier, en France du

---

[1] LAURENT MARCHAL était médecin des rois de Wurtemberg et de Bavière, conseiller aulique et médaillé de l'Académie de chirurgie. Il succéda comme chirurgien de l'hôpital des bourgeois de Strasbourg à BÆCLER, son oncle maternel, qui lui-même était gendre de LEMAIRE, chirurgien de l'hôpital royal (aujourd'hui hôpital militaire). J'ai trouvé l'indication de son amputation de la matrice dans les mémoires de la Société royale de médecine et dans une lettre de VICQ D'AZIR, secrétaire perpétuel de la Société, lettre que je dois à l'obligeance de M. le professeur MARCHAL, et que je transcris ici :

A M. MARCHAL, *chirurgien-major de l'hôpital général des bourgeois, à Strasbourg.*

«Monsieur,

«La Société royale de médecine a entendu la lecture de l'observation que vous lui avez adressée sur une amputation de ma-

moins, tenter l'amputation de la matrice, et restreindre, dans l'opération du sarcocèle, le rôle de la ligature, en ne l'appliquant qu'à l'artère spermatique.

Afin de mieux apprécier les progrès accomplis pendant le dix-huitième siècle, j'ai cité seulement les opérations inusitées ou inconnues jusqu'alors, et dont l'exécution fut confiée à des chirurgiens dont les noms peuvent figurer honorablement à côté des plus illustres. Plus loin, j'essaierai de faire ressortir le caractère et l'importance des autres travaux, en m'occupant des publications de cette époque. Alors on verra, que l'école chirurgicale de Strasbourg, loin de s'éteindre, comme l'a dit un célèbre historien de nos jours, et de mourir à la fin du seizième siècle, s'est propagée jusqu'à nous, sans avoir rien à envier à son passé, ou aux autres écoles qui ont paru et se sont développées à côté d'elle.

Publications.

La découverte de l'imprimerie date de la première moitié du quinzième siècle. Strasbourg revendique l'honneur de cette invention. Ce nouveau moyen, d'une utilité incalculable pour la science en général, fit de notre ville le premier foyer de la littérature chirurgicale allemande. La fin du quinzième siècle et le commencement du seizième

---

trice. Cette compagnie est très-flattée de l'attention que vous avez eue de lui en communiquer les détails. Elle désirerait fort que vous voulussiez bien lui faire connaître quel est dans la femme, qui en fait le sujet, l'état du vagin et de ses annexes, et en même temps quelle était la nature de la partie que vous avez extirpée. Nous espérons que vous trouverez bon de nous faire parvenir ces renseignements. »

Je n'ai pu savoir si les désirs de la docte Société ont été satisfaits.

virent imprimer chez nous des traductions allemandes d'auteurs célèbres et des ouvrages justement estimés de chirurgiens de notre cité. Ces derniers, opérant une réforme nouvelle dans leurs publications, substituèrent la langue vulgaire du pays au latin des savants de l'époque.

Le premier ouvrage, en date, est celui de BRUNSWIGG, imprimé en 1497, réimprimé en 1508, 1515, 1539, 1580, et traduit en anglais en 1525. Il porte pour titre (*Die Wahrheit an diess Buch in chirurgia das da genant ist die Hautwirckung der Wund Artzeney*, von JHERONIMO BRUNSCHWIG (*Braunschweigen*), *Wund Artzt der kaiserlichen frei Stadt Strasburg, als er von viel erfahrenden Ærtzte gelernet auch durch sein practica gebraucht hat*). Ce traité de chirurgie sera justement appelé *Manuel opératoire du chirurgien*, par JÉRÔME BRUNSWIGG, chirurgien de la ville libre impériale de Strasbourg; cet ouvrage renferme ce qu'il a appris d'un grand nombre de médecins habiles, et de sa propre pratique. Ce traité de chirurgie est divisé en sept livres, subdivisés eux-mêmes en un nombre plus ou moins grands de chapitres. Ces six livres portent pour titres : 1° le premier, *Des rapports des chirurgiens avec ses malades ;* 2° le deuxième, *Des plaies en général;* 3° le troisième, *Des différentes espèces de plaies sur toute la surface du corps;* 4° le quatrième, *Des contusions produites par nous-mêmes ou les autres sur toute la surface du corps;* 5° le cinquième, *Des fractures des os;* 6° le sixième, *Des luxations;* 7° le septième, *Des remèdes et ordonnances dont le chirurgien peut avoir besoin.*

A chaque livre se trouvent annexés un ou plusieurs dessins représentant généralement le maître vêtu d'une longue robe et enseignant ses disciples en présence des malades, une seule planche est réservée à la reproduction des instruments de l'officine chirurgicale. J'y vois figurer, comme instruments tranchants, un rasoir, des ciseaux ordinaires, celui de notre planche (fig. 2), une aiguille droite à séton, une scie, d'autres instruments à usage varié, des stylets boutonnés, des dilatateurs et pinces de plusieurs espèces, entre autre celui que l'on nomme aujourd'hui tire-balle de PERCY, une seringue[1], des spatules.

Les citations que nous avons déjà empruntées à cet ouvrage ont montré son origine arabe et arabiste, je passerai donc l'ensemble sous silence, et donnerai *in extenso* le 10e chapitre du 2e livre (p. 51), traitant des plaies d'armes à feu, c'est le premier écrit connu sur cette matière.

« Je vais exposer, dit BRUNSWIGG : *a*) les moyens à opposer à l'empoisonnement produit par la poudre dans les plaies par armes à feu, alors même que le projectile est sorti; *b*) les moyens propres à extraire les projectiles, lorsqu'ils sont restés dans la plaie.

« 1° Dans une blessure au bras ou ailleurs, si de la poudre reste, malgré la sortie du projectile, prends une corde, pousse-la dans la plaie, et, la tirant en tout sens, tu feras sortir la poudre de la blessure : si cette dernière

---

[1] M. MALGAIGNE (*loc. cit.*, p. 99) en rapporte l'invention à un nommé MARCUS GATENARIA, professeur à Pavie, bien que celui-ci prétende en avoir trouvé la description dans AVICENNE. La supposition de M. MALGAIGNE nous paraît difficile à admettre, puisque l'édition du livre de GATENARIA est de 1504, sept années plus tard que celui de BRUNSWIGG ; il est peu probable que le chirurgien de Strasbourg ait eu connaissance du manuscrit de l'auteur italien, qui aurait paru dans les dernières années du quinzième siècle, vers 1481.

ne veut pas suppurer, passe dans elle une mèche de charpie[1], enduite de graisse de porc ou de toute autre. Tu enlèveras ainsi tout le poison et la plaie suppurera. Ce sera le cas alors de la guérir avec de bons emplâtres faits avec 50 grammes d'huile de rose, 8 grammes de térébenthine et 1 gramme de camphre en poudre.

« Pendant toute la durée de la cure, fais prendre à l'intérieur à ton blessé un électuaire de thériaque avec du vin, dans lequel a bouilli du castoréum. Si tu es seul et sans remède, lave la blessure avec du lait de vache ou de chèvre, celui-ci est préférable au premier.

« 2° Si le projectile est resté dans la plaie, cherche à l'extraire avec élégance et légèreté, après avoir dilaté celle-ci avec une mèche de charpie, ou agrandi par une incision, comme je l'ai exposé au sujet de l'extraction des flèches.

« Quand la dilatation ne peut s'obtenir, et qu'une incision est dangereuse, use alors d'un dilatateur spécial que tu pousses jusques sur la balle, pour te préparer une voie plus large; lorsque tous ces moyens ont échoué dans la recherche ou l'extraction du projectile, agis comme JEAN DE DOCKENBOURG sur le roi de Hongrie, ainsi que je le dirai plus loin, ou bien comme JEAN ULRICH, de Bade, d'après la narration que je tiens d'un homme digne de foi. Appelé près d'un blessé, sur lequel on ignorait la place occupée par la balle, et qui accusait des douleurs dans l'intérieur du corps, ce chirurgien fit entourer le ventre du patient d'une ceinture de laine. Cette striction,

---

[1] SPRENGEL fait dire à BRUNSWIGG qu'il enfonçait un morceau de lard dans le trajet de la plaie : c'est une erreur provenant d'une fausse traduction du substantif *Meissel*, signifiant ciseau au masculin, et ensembe de charpie (bourdonnet, mèche) au neutre. C'est dans ce sens qu'il est employé par notre auteur.

aidée de la respiration, fit paraître le projectile à l'extérieur. ULRICH put alors le saisir entre ses doigts et l'extraire, après avoir pratiqué à la peau une incision cruciale. Il guérit ainsi son blessé que beaucoup de chirurgiens n'avaient pu soulager avant lui.

« Quand on sait la place occupée par le lingot, sans pouvoir l'extraire à cause du danger qui suivrait l'incision, tu glisses une mèche de charpie dans la plaie pour la maintenir béante et écartée, et tu appliques sur elle le soir de l'herbe de Paris (*Paris quadrifolia*, fam. des asparaginées) et de la petite paquerette (parties égales mélangées et pulvérisées). Le lendemain matin, le projectile se trouvera à l'entrée de son trajet. On doit dire à la vérité que, si le lingot est profondément situé, il faut laisser plus longtemps le remède en place, de même, si le trajet est court et large, la sortie du corps étranger sera plus facile et se fera moins attendre. »

Le second ouvrage est celui de GERSDORFF, édité en 1517, puis réimprimé dix fois. Des onze éditions, quatre ont paru à Strasbourg, en 1517, 1528, 1540, 1542; trois à Francfort, en 1551, 1598, 1604; elles sont écrites en allemand. Deux éditions latines sont datées, l'une de Strasbourg en 1542, l'autre de Francfort en 1551. Enfin deux en hollandais furent publiées à Amsterdam en 1595 et 1622...

Il existe à Strasbourg un certain nombre d'exemplaires de cet ouvrage dans les bibliothèques publiques et privées[1].

---

[1] M. MALGAIGNE a été induit en erreur, lorsqu'il a imprimé à la p. 202 de son introduction aux œuvres de PARÉ, que les ouvrages de BRUNSWIGG et de GERSDORFF n'existaient pas à la bibliothèque de Strasbourg. Je puis lui affirmer que ces ouvrages se trouvent dans les deux bibliothèques de la ville et de la faculté de médecine.

J'ai entre les mains l'édition de 1528, intitulée : *Feldbuch der Wundarznei neulich getruckt und gebessert, meister hans von* Gersdorff *genant Scheelhans, etc...: Nouveau traité de chirurgie*, corrigé et augmenté par Jean Gersdorff, nommé *Jean-le-Louche*, bourgeois et chirurgien de Strasbourg, ouvrage contenant les remèdes propres aux blessures, avec les dessins des instruments de chirurgie, l'anatomie du corps humain, et publié pour l'usage journalier des médecins, chirurgiens-barbiers, et pour chaque individu en particulier.

Pour donner une idée complète de ce livre, dont j'ai déjà longuement parlé plus haut, il me reste à traduire à peu près en entier son chapitre sur les plaies d'armes à feu. Ce sera une addition d'autant plus utile à celui de Brunswigg, qu'il renferme déjà certain mode de traitement que l'on a voulu faire passer pour neuf de nos jours.

Chapitre Ier. *Symptômes mortels dans les plaies par armes de guerre.*

1° Si l'écume sort de la bouche du blessé, le cas est des plus graves;

2° Il s'échappe un sang noir abondant dans les plaies du cœur;

3° L'haleine sort par la plaie dans les blessures du poumon;

4° Dans celles de l'estomac et des intestins, ce sont les matières de la déjection;

5° Et l'urine dans les lésions de la vessie. Ces lésions sont mortelles.

Chapitre II. *Manières d'extraire le projectile.*

On peut le sortir :

1° Avec des pinces ou tout autre instrument;

2° En le poussant avec une sonde du côté opposé à l'entrée;

3° En agrandissant l'ouverture avec le ciseau (fig. 2), s'il n'y a pas de danger à pratiquer une incision ; dans le cas contraire, laisse la plaie se gangréner et suppurer pendant un certain temps, et aidant ce travail avec de bons emplâtres, tu verras le corps étranger sortir de lui-même. Toutefois, si ce projectile empoisonné noircit, il faut te décider à l'enlever sans incision, quelle que soit la difficulté.

S'il y a de la poudre dans le trajet, il faut le mondifier pour que la suppuration puisse s'établir.

Tu dois t'efforcer de prévenir la douleur, en versant à plusieurs reprises de l'huile chaude sur la blessure.

Si, à la suite d'une blessure d'un membre où il est impossible d'extraire le projectile avec tes instruments, il survient de l'enflure, cherche à la prévenir par des maturatifs, et même par une bande de linge avec laquelle tu opéreras une striction au-dessus et au-dessous du mal: on limite ainsi la suppuration, à laquelle on peut donner issue, et par cette même ouverture tu peux atteindre le corps étranger et l'extraire. Si tu redoutes l'incision, sers-toi d'un emplâtre dont tu recouvriras l'ouverture, et donne au blessé la boisson en usage, en lui recommandant de se coucher du côté de son mal, afin que le liquide bu puisse s'y rendre plus facilement. Ce que je viens de dire a surtout rapport aux flèches.

Pour les balles, tu dois agir de même, en te servant des instruments ci-dessus dessinés, et qu'il serait inutile de décrire, puisqu'ils sont connus de tous les chirurgiens[1].

[1] Gersdorff consacre quatre pages à ces dessins d'instruments. On y voit : 3 *forets ou tire-fonds*, 2 simples, un troi-

Il faut extraire la balle si l'on peut, agrandir la plaie par l'incision ou la dilatation, et, lorsque le corps étranger est extrait, verser dans la blessure de l'huile de chanvre tiède, placer dans le trajet une mèche de charpie, et recouvrir le tout de coton imbibé de la même substance. On arrête ainsi l'effet de la poudre et de l'inflammation. Je ne connais pas de remède plus doux : je l'ai vu appliquer avec le plus grand succès par maître NICOLAS, dit le dentiste du duc Sigismond d'Autriche. Il s'en était surtout servi dans les batailles de Granson, Morat et Nance.

L'emploi de l'huile doit être répété de une à deux fois jusqu'à la cessation de l'inflammation; et tu prendras bien soin de sortir l'ancienne avant d'en remettre de la nouvelle.

Quand la plaie n'est pas douloureuse, on se sert avec avantage d'un liquide fait avec la deuxième écorce de tilleul qu'on laisse infuser pendant une nuit dans de l'eau de sureau ou de noyer.

Enfin, si tu manques de tout, comme en campagne, prends simplement de l'eau de fontaine ou toute autre. Il est vrai de dire que la guérison est un peu plus lente.

Après avoir donné des formules d'onguents, GERSDORFF finit ce chapitre en citant quelques observations, entre autres celle d'un soldat de Strasbourg, qui conserva pendant trois ans une balle entrée près du sein, et que l'on trouva après ce laps de temps dans le voisinage de l'os des îles. Elle fut extraite par une incision et le malade

---

sième est monté à l'aide d'une vis de rappel entre les branches d'une pince à deux branches; 3 *curettes*, une droite et une courbe, la troisième est nommée *cuiller propre à extraire les balles*; 3 *pinces*, l'une *le serpent*, la seconde *le chercheur*, sorte de bec de grue, la troisième *pince à balle*; enfin un dilatateur double.

guérit. Cette thérapeutique, comme on le voit, n'a rien à emprunter à celle d'AMBROISE PARÉ, et ici comme pour les amputations il n'est plus question de cautériser avec le fer rouge. Bien plus, GERSDORFF indique un traitement tout nouveau dans l'emploi de l'eau froide[1]. Les deux chirurgiens de Strasbourg croyaient à la malignité de la poudre, mais aucun d'eux ne fait mention de la combustion produite par les balles, autre erreur fort en vogue à cette époque, et renversée expérimentalement par AMBROISE PARÉ.

En comparant les ouvrages de BRUNSWIGG et de GERSDORFF, on retrouve dans le dernier un esprit de concision et de pratique bien supérieur à celui du premier. Celui-ci s'abandonne plus volontiers aux idées et aux médications arabes et arabistes les plus bizarres, et les figures de son ouvrage sont plutôt des dessins destinés à l'orner qu'à en faciliter l'étude. Dans GERSDORFF au contraire tout est court, précis et révèle en lui un bon observateur; on dirait qu'il a une certaine tendance à reléguer au second plan ces nombreuses formules et recettes d'emplâtres, onguents, etc. Tous les desseins de son livre sont consacrés aux instruments de chirurgie et à indiquer leur mode d'application. Je serais tenté de dire, en terminant, que dans BRUNSWIGG tout respire la pédagogie, dans l'autre, l'homme de l'art.

Un troisième ouvrage appartient au chirurgien GEORGES FLÜGUSS. Il est intitulé : *Experimenta chirurgica et un-*

---

[1] Ce mode de traitement des plaies, généralement attribué à MICHEL-ANGE BLONDUS (1542), a été revendiqué par M. MALGAIGNE (*loc. cit.*, p. 195) en faveur de MARIANUS SANCTUS (1526). Il me semble que, d'après notre citation, cette innovation revient à GERSDORFF.

guenta, et porte la date de 1518. Il n'existe dans aucune de nos bibliothèques. Je ne puis donc en parler.

LAURENT PHRIESE fit paraître en 1540 un in-8°, portant pour titre : *Spiegel der Artznei, etc.* Ce n'est qu'une copie mot à mot de l'ouvrage de GERSDORFF, que PHRIESE a fait suivre d'un *Traité de cheiromancie*, *d'étude sur la physionomie*, et de quelques planches d'instruments empruntés à ALBUCASIS. La bibliothèque de la faculté de Strasbourg en possède un exemplaire.

Enfin, en 1528, il parut une traduction allemande de la petite chirurgie de LANFRANC, faite par le docteur OTHON BRUNSFELS (premier professeur de médecine à Strasbourg, voir le tableau des professeurs de la faculté dans les archives), sur la demande du chirurgien FLÜGUSS (M. le professeur STOEBER possède cet ouvrage dans sa bibliothèque).

Voilà l'inventaire de nos publications du quinzième et du seizième siècle, dont le seul mérite n'a pas été de reproduire seulement les écrits d'écrivains antérieurs, mais encore d'enrichir la littérature chirurgicale de traités nouveaux sur les plaies d'armes à feu.

Publications du dix-septième siècle.

Bien que la première édition du *Traité de chirurgie* de FÉLIX WURTZ ait paru à Bâle en 1576, par les soins de Rodolphe Wurtz, son frère, cependant je reporte cet ouvrage au dix-septième siècle, car l'édition de Strasbourg date de 1610. Son titre, que j'ai déjà indiqué ailleurs, est *Pratica der Wundarznei etc.* Cet ouvrage fut réimprimé à Bâle en 1596, 1612, 1616, 1667 et en 1675, avec un traité d'accouchements, orné de figures par H. Schæn ;

à Breslau, 1651 ; à Wolfenbuttel, 1624; à Stettin, 1649, 1659. Enfin traduit en français et publié à Paris en 1672 par SAUVIN.

Dans le dix-septième siècle, les thèses de chirurgie de la faculté de médecine ne sont pas très-nombreuses. — Outre celles que j'ai déjà citées, voici les titres des principales :

En 1649, *De gangrena et sphacelo. — De cancri delineatio.*

En 1650, *De luxationibus articulorum.*

En 1661, *De naris polypo.*

En 1662, *De ophtalmia.*

En 1671, *De varicibus.*

En 1674, *De stranguria.*

En 1675, *De vulneribus sclopetorum. — De fistulâ genae.*

En 1676, *De morsuris et puncturis animalium.*

En 1679, *De empyemate.*

En 1685, *De paracentesi.*

En 1695, *De hemorrhoidibus.*

En 1698, *De venæ sectione.*

Elles ne renferment rien de nouveau. Je me trompe, ici, comme ailleurs, l'érudition mieux comprise fait une plus large part aux livres des écoles grecque et latine, reléguant au second plan et parfois dans l'oubli ceux des Arabes et arabistes; et l'esprit des écrivains, généralement dépourvus d'expérience personnelle, ou craignant d'user de cette arme peu connue, s'essaie à combattre les idées d'autrui en s'appuyant sur des autorités en renom. Il est curieux de voir ainsi l'intelligence de l'homme se servir de la logique dans ses premiers essais de liberté.

Publications du dix-huitième siècle.

Nous trouvons deux traités généraux de chirurgie; encore l'un, datant des premières années du dix-huitième siècle, est un manuscrit des cours de JEAN BOHNIUS, professeur à Leipzig, rédigé par SALTZMANN et déposé à la bibliothèque de notre faculté de médecine sous le titre de : *Annota in collegium chirurgicum* BOHNII. Cette œuvre n'indique aucune idée neuve propre à son auteur ; c'est un exposé beaucoup plus complet de la chirurgie ancienne et moderne. Après des chapitres généraux sur l'exploration du malade, sur l'usage et l'application des remèdes et des bandages, une première partie traite des opérations chirurgicales; une seconde, des tumeurs, des plaies et des ulcères.

Première partie. Les opérations sont classées, d'après leur but, en :

1° *Synthèse*, comprenant les fractures, les luxations, le bec de lièvre, les hernies, les chutes du rectum et de l'utérus.

2° *Dierèse*, où se trouvent réunis le trépan, la résection des os et leur perforation, l'hydrocéphale, l'ankyloblépharone, la section du frein de la langue, la bronchotomie, la laryngotomie, la paracentèse du thorax (ces deux dernières opérations comptaient déjà des partisans et des détracteurs), la paracentèse abdominale, celle du scrotum, la saignée veineuse, artérielle, les ventouses, les sangsues, les ouvertures d'abcès, les fistules et émonctoires.

3° *Aphorèse* ou *extirpation*, comprenant l'évacuation de l'urine, l'extraction des calculs de l'urètre (par les injections forcées, l'aspiration, la section et le broiement), l'extraction des calculs vésicaux (après avoir parlé du rejet de la lithotomie par l'école hippocratique et de ses dangers, hémorrhagie, inflammation de la vessie, convulsions, fièvre, délire, fistules spermatiques et urinaires, incontinence, le professeur insiste sur la nécessité de s'exercer à l'anatomie de l'homme et de la femme et au diagnostic des calculs, afin de ne pas frauder comme le font les empiriques; en fait de méthodes opératoires, il décrit la taille par le grand et petit appareil, et la sus-pubienne); l'extraction des fœtus morts, la mère étant vivante; l'hystérotomie ou opération césarienne (il se prononce pour son utilité); le trichiasis des paupières; l'extraction des dents; l'amputation du cancer des mamelles, des tumeurs enkystées (il parle de l'emploi des caustiques), l'amputation des membres (opération dont on doit s'abstenir si la gangrène dépasse le coude ou la région poplitée, vu le voisinage des parties nobles: il discute la valeur comparée des désarticulations et des amputations, et indique le lieu d'élection pour celles de la jambe); l'extirpation des yeux et des oreilles; enfin l'extraction des balles et des flèches.

4° *Prothèse* ou la restitution des parties détruites ou mutilées par les maladies. Il traite de la transfusion du sang d'homme à homme et des animaux à l'homme.

5° *Diorthose* ou correction de la configuration vicieuse des parties externes, innée ou acquise (rétractions tendineuses, déviations articulaires, cals vicieux). Il indique la section des tendons en dernier lieu, et des machines propres à diriger les membres dans des directions opposées.

Seconde partie, comprenant: 1° les tumeurs, divisées en venteuses, humorales (inflammation, érysipèle, œdème, squirrhe, cancer, gangrène et sphacèle), les tumeurs enkystées, les abcès et apostèmes, l'hydropisie, les anévrismes et les varices; 2° les plaies de différente nature; 3° les ulcères, fistules et trajets fistuleux.

Le second traité est celui de THOMAS LAUTH, intitulé : *Nosologia chirurgica;* Strasbourg 1788, in-8° de 140 pages.

L'auteur se borne à indiquer et à définir toutes les questions générales et spéciales de la chirurgie, en renvoyant aux sources les plus accréditées. Ce recueil avait une certaine valeur à l'époque où il parut, en facilitant aux élèves l'étude de la science chirurgicale, généralement dépourvue de traités généraux et complets. Aujourd'hui même il peut être consulté avec fruit pour des recherches bibliographiques.

Si la liste des grands ouvrages est courte, celle des mémoires est longue; avant d'aborder la revue des thèses les plus intéressantes soutenues devant la faculté de médecine, j'indiquerai quelques publications en dehors de celles-ci.

BUSCH, célèbre chirurgien de Strasbourg, envoya en 1767 à l'Académie de chirurgie un mémoire pour prouver l'opportunité de l'opération du bec de lièvre chez l'enfant nouveau-né, et la possibilité de guérir, à l'aide de l'emplâtre à vésicatoire, les fistules qui peuvent rester sur la cicatrice, accident qui, d'après HEISTER, réclamerait une nouvelle opération. LOUIS[1] parle en termes très-élogieux de ce travail, reproduit dans une thèse de Strasbourg du 15 juin 1770: *De labio leporino*, par BIDERMANN. La pratique actuelle a complétement accepté les vues de notre compatriote.

---

[1] *Académie de chirurgie*, t. V, p. 211, édit. de 1819.

Thomas Lauth a publié, en 1785, un grand volume intitulé: *Scriptores de anevrysmatibus*, où se trouvent réunis les travaux sur les anévrismes internes et externes de Lancisi, Guattani, Matani, Verbrugge, Weltinus, Murray, Trew, Asmann. Quinze planches accompagnent les textes de ces différents auteurs.

Je rattache aux publications de cette époque deux mémoires de Lombard, chirurgien-major de l'hôpital militaire de Strasbourg, approuvés par la Société royale de médecine de Paris et imprimés sous son privilége en 1785.

Dans l'un de ces opuscules, Lombard traite de l'utilité et de l'abus de la compression en chirurgie. Après avoir montré tout le parti que l'on peut tirer de ce moyen thérapeutique, surtout dans la cure des ulcères fistuleux, l'auteur énumère les inconvénients de la compression produits à tous les âges par des vêtements trop serrés, par des appareils à fracture ou à luxation, à la suite desquels il a observé la gangrène de tout un membre. On trouve dans ce mémoire (p. 71) un curieux exemple d'anévrisme pris pour une loupe et développé sur le trajet de l'artère occipitale derrière l'apophyse mastoïde.

Le second travail de Lombard porte pour titre: *Précis sur les propriétés de l'eau simple employée comme topique dans la cure des maladies chirurgicales*. L'auteur s'est efforcé de préciser expérimentalement le rang que doit occuper dans les topiques externes l'emploi de l'eau froide, tiède et chaude, et de rajeunir, comme il le dit lui-même, la méthode des pansements à l'eau.

Lombard a publié encore deux mémoires instructifs: l'un sur l'importance des évacuants dans la cure des plaies récentes; l'autre sur l'utilité des évacuants dans la cure des tumeurs, des plaies anciennes et des ulcères (Strasbourg 1785). .

Dans ces deux écrits, LOMBARD s'élève contre cet usage banal et routinier de traiter toujours les plaies par des pansements et des saignées répétées, quel que soit le cas. Convaincu par l'expérience qu'une méthode unique est souvent insuffisante et dangereuse, il veut que l'on varie les procédés curatifs selon les indications.

Ce sont, en dehors de la faculté, les seuls travaux de chirurgie que j'aie trouvés, avec ceux de LAURENT MARCHAL, dont nous avons parlé plus haut.

Se conformant aux usages de l'époque, les professeurs de la faculté de médecine ont fait connaître leurs observations dans des thèses soutenues par les aspirants au doctorat. Le nombre et la variété de ces documents m'engagent à les grouper par séries, en prenant pour base la division naturelle des appareils organiques auxquels elles se rapportent.

Appareil génito-urinaire.

Les thèses sur cette partie de la chirurgie sont très-nombreuses; je relaterai celles qui offrent un réel intérêt par les faits nouveaux qu'elles renferment ou par une étude plus approfondie et plus complète des sujets traités.

Le travail de DIVOUX, soutenu sous la présidence de SALTZMANN, en 1732, *Sur les hernies de la vessie,* est la première monographie intéressante que la science possède sur cette maladie. Elle est basée sur sept observations empruntées à RUISCH, MÉRY, PEYER et SALTZMANN.

BROCKE, en 1754, fit sa thèse, *Sur les appendices de la vessie*, sous la présidence d'EISENMANN. C'est encore une monographie très-détaillée sur toutes les variétés possibles de ces poches, sur leur mode de formation, leur structure, les accidents morbides dont elles peuvent être le siége, etc. Il rapporte, à l'appui de ses conclusions, vingt deux observations empruntées à l'expérience des auteurs et à celle de ses maîtres.

Sous le titre de *Dysuria*, WEGELIN (1774) a présenté des recherches sur les causes anatomo-pathologiques de la rétention d'urine, avec dessin. J'y lis, entre autres, les détails d'une autopsie, où notre auteur explique ce symptôme par une tumeur trilobée développée au col vésical (portion médiane de la prostate). Cette donnée est antérieure, comme on voit, à celle d'EVRARD HOME, auquel on attribue généralement les premiers travaux sur cette question.

La thèse de ZUBER (1771), *Sur les maladies de la vessie*, mérite d'être mentionnée en raison de sa description, avec dessin, d'un vaste fongus occupant la plus grande partie de la cavité du réservoir urinaire.

Les thèses sur les calculs vésicaux sont très-variées. J'ai déjà cité celles de ROSA (1725), de SCHÆFFER (1724); je rappellerai celle de ZÉNOBIUS-LE-RICHE (1759), intitulée : *De la manière la plus certaine d'extraire les calculs de la vessie, alors même que leur volume remplit toute sa cavité*, avec une observation de LEMAIRE, signalant une pince à forceps denticulée qu'il fit fabriquer à cet effet[1].

---

[1] Cette thèse manque dans nos collections, M. le docteur LAUTH a bien voulu nous la procurer. Le sujet opéré était un enfant de quatorze ans, ayant une pierre qui remplissait toute la vessie; on pratiqua la taille latéralisée, puis on broya le calcul à l'aide de la pince à forceps. L'alliance de la taille à la lithotricie pour certains cas difficiles compte aujourd'hui d'éminents défenseurs.

Dans la thèse de KARPINSKI (1780), *Sur les obstacles que l'on trouve dans l'opération de taille*, on lit qu'à cette époque, en Russie, on donnait la préférence à la taille latéralisée.

MÜLLER, en 1768, rapporte un cas rare de calcul vésical opéré par BUSCH. Le malade mourut, et LOBSTEIN en fit l'autopsie, afin de parer à certains bruits qui couraient sur le compte de l'opérateur.

Mais, de tous ces travaux, le plus remarquable est sans contredit celui de PFÆHLER, soutenu sous la présidence de LOBSTEIN, en 1774 : *De calculis vesicæ urinarinæ cysticis.* Outre une description complète, l'auteur démontre que l'origine des calculs enkystés est due à la formation des poches accidentelles de la vessie, et que le traitement rationnel consiste à les extraire après avoir incisé les bords du pourtour de l'ouverture.

Appareil digestif.

Les hernies ont de bonne heure, en raison de leur importance, de leur nombre, de leur variété, attiré l'attention des chirurgiens; elles ont une large part dans les travaux de l'école de Strasbourg.

Parmi les thèses les plus intéressantes, nous citerons:

1° Celle de BUCHHOLTZ, *Sur l'hépatocèle congéniale* (1768), sous la présidence de LOBSTEIN. Après avoir relaté tous les cas connus et, entre autres, un exemple de sortie congéniale de tous les intestins, publié dans une dissertation de Strasbourg (1760) : *De fœtu intestinis plane nudis extra abdomen propendentibus nato*, par ALBERT FRIED, BUCHHOLTZ rapporte une observation empruntée à la pratique de LOBSTEIN, dans laquelle on signale une guérison d'hépatocèle congéniale obtenue à l'aide d'un bandage. Cette cure fut vérifiée à l'autopsie de l'enfant, qui mourut quelque temps après d'une toux convulsive épidémique.

Une deuxième dissertation est celle de KIRSCHBAUM, *Sur les hernies de l'estomac* (1749). On y trouve quinze faits relatifs à cette affection; douze ont été recueillis dans différents écrits, les trois autres sont personnels à l'auteur.

Une troisième thèse est celle de JEAN NONNENMANN (1774), soutenue sous la présidence de LOBSTEIN, sur la hernie congéniale (*De herniâ congenita*). Jusqu'à ce travail on n'admettait pas comme prouvée l'existence de hernies congéniales chez l'adulte. L'auteur donna de ce fait une démonstration éclatante, en se fondant sur des opérations et des autopsies dans lesquelles LOBSTEIN mit en évidence le contact des intestins et du testicule. NONNENMANN, à cette occasion, a rappelé certains textes pour prouver que GALIEN avait connu la communication de la vaginale testiculaire avec le péritoine, découverte que certains auteurs sont enclins à attribuer à des modernes.

A l'occasion des maladies de l'appareil digestif, je ne puis m'empêcher de rappeler la thèse de CHRISTIAN WENCKER et de rapporter assez au long l'observation curieuse et peut-être unique qu'elle renferme (*Dissertatio sistens virginis per viginti septem annos ventriculum perforatum alentis historiam et sectionem*; Strasbourg 1743).

OBSERVATION. Une jeune fille, Marguerite Eignerin, orpheline depuis son bas-âge, nourrie à l'hôpital de Nerolingensium [1],

[1] J'ai laissé le mot latin, n'ayant pu trouver sa signification française.

au milieu de ses durs travaux domestiques et agricoles, fut prise, à la première époque menstruelle, de douleurs dans l'hypochondre gauche, s'étendant jusqu'à la mamelle. Il s'y développa un abcès avec un trajet fistuleux allant jusqu'à la mamelle droite. On l'incisa, une grande quantité de pus s'écoula, et par des moyens convenables on obtint la guérison.

A peine la malade paraissait-elle se rétablir, que de nouvelles douleurs reparurent au côlé malade, et un nouvel abcès se forma. Comme cette fille n'inspirait aucune confiance à ses chefs, on crut qu'elle trompait pour se soustraire à ses travaux accoutumés de l'hôpital; on la destina à des travaux rustiques très-pénibles, pendant lesquels sa tumeur prit une accroissance considérable et devint douloureuse. L'estomac se trouvait pressé par cette tumeur après le repas de telle façon qu'elle était prise d'envies de vomir, auxquelles elle ne pouvait satisfaire qu'en s'aidant des doigts. On était à l'époque de la moisson; la jeune fille était occupée à soulever des gerbes, lorsque tout à coup l'abcès de l'hypochondre gauche se rompit avec un grand bruit, une quantité considérable de matière sanguino-purulente s'écoula, mélangée à des aliments qu'elle venait de prendre, et en même temps des fragments de côte dont elle avait déjà rendu une grande quantité par le fécès. La jeune fille, effrayée par cet accident, ne put être conduite près du chirurgien ou du médecin pour dire ce qu'elle avait, d'autant plus que dès le commencement il existait un petit trou par lequel s'échappaient fréquemment de la nourriture et des boissons. L'ulcération gagnant les côtés de l'estomac rendit de jour en jour cette ouverture plus considérable, de telle sorte que la sortie des aliments devint plus fréquente et plus copieuse.

Les forces de la malade baissant, elle fut obligée de garder le lit. Son appétit se fit bientôt sentir, puis une vraie faim canine, et même de loup (*durante interim appetitu, et fame quasi canina, imo lupina*), de telle sorte qu'à chaque quart d'heure elle était obligée de prendre de la nourriture. Une cardialgie très-grande suivait de près cette déglutition, et l'on était obligé d'enlever les moyens d'obstruction et de laisser sortir les aliments à peine pris et pas encore chimifiés. Après, elle éprouvait un grand soulagement, mais, la faim recommençant, elle reprenait de la nourriture, ce qui reproduisait une scène pareille à celle que nous venons de décrire.

Pendant ce temps, les garde-robes ne s'effectuaient que très-rarement; toutes les dix-sept semaines, on lui donnait un lavement qui ramenait des débris de côtes cariées. Les urines étaient peu abondantes.

Les règles presque nulles, parfois manquant. Toutefois on remarquait qu'aux époques il s'écoulait du sang pur avec abondance de l'ouverture de l'abcès. Malgré ces symptômes, la jeune fille n'était pas émaciée, mais légérement maigre, pourvue de mamelles bien dessinées, pâle, mais non cachectique. Par cette absence d'aliments, l'estomac était souvent vide ; un sérum jaune et âcre s'écoulait de la blessure, excoriant douloureusement les pourtours de l'ouverture et empêchant la malade de se coucher sur le côté gauche.

Ce trou est éloigné à gauche de quatre travers de doigt de la pointe du cœur, visible entre la huitième et la neuvième côte, dont une grande partie de l'os et du cartilage est rongée, ainsi que le cartilage de la dixième côte, avec une grande partie de l'os.

Le trou, déprimé autrefois et large de deux doigts, est aujourd'hui contracté de manière à permettre l'entrée d'une balle de plomb de moyenne grosseur. A l'aide d'une bougie, on remarque sur l'estomac, fixé de toutes parts à la plaie, des plis qui, simulant un sphincter près d la terminaison des fibres circulaires, ferment et dilatent l'orifice extérieur.

La peau est calleuse au pourtour; les huitième et neuvième côtes sont réunies au sternum par un cal dur. Chaque fois que l'estomac veut se vider, il est pris d'un double mouvement convulsif, par lequel, la partie antérieure s'élevant et la supérieure s'abaissant, le contenu est chassé avec violence.

Cet e malheureuse fille a vécu dans cet état de 1712 à 1739, obligée de s'abstenir parfois de tout repas, dans la crainte de renouveler sa cardialgie. Elle essaya le lait pour adoucir l'acrimonie du suc gastrique (sorte de liqueur séreuse, jaune et âcre); elle ne put en supporter l'usage plus longtemps, il provoquait bientôt des nausées, et était rejeté teint en jaune et converti en une substance caséeuse et coagulée. Les aliments durs et les farineux fatiguaient son estomac; le vin n'était supporté qu'en y ajoutant de l'eau. Les aliments tendres étaient mieux supportés Ne pouvant coucher sur le dos, elle se tournait sur le côté droit.

Elle finit par succomber, en offrant les symptômes de la fièvre hectique.

Autopsie. Sur l'hypochondre gauche, à deux travers de doigt de la mamelle, entre la première et deuxième fausse côte, on voit l'ouverture, qui admet facilement le pouce. En ouvrant l'abdomen, l'estomac apparaît de moyenne grandeur, sain sur sa surface externe, percé vers le milieu de sa grande courbure, point par lequel il adhère solidement à l'ouverture extérieure. Du côté du cardia, la cavité a la grandeur du poing; du côté du pylore, elle est réduite au diamètre du pouce. L'ouverture pylorique est excessivement contractée. Rien de particulier dans les intestins, si ce n'est une grande diminution dans leur calibre. La rate est petite. Le foie est semé de tumeurs stéatomateuses; sa vésicule, petite, renferme de la bile. Rien de bien notable dans les autres organes thoraciques et circulatoir s.

Il est inutile d'ajouter que des travaux plus ou moins nombreux ont été présentés sur les hémorrhoïdes, les fistules à l'anus, les calculs salivaires, les étranglements internes des intestins, le cancer de l'œsophage, les maladies de la langue, etc.

Appareils circulatoire et respiratoire.

Je trouve des thèses sur les anévrismes, une, entre autres, portant pour titre: *De anevrysmate in capite pueri XI ānnos* (NICOL. HOLTORFF, 1722). Cette tumeur fut guérie par la compression et les astringents conseillés par SCHEID et SALTZMANN. A cette époque, les anévrismes étaient généralement traités par la section du sac et la ligature des deux bouts de l'artère, à l'exception des anévrismes profonds des membres, pour lesquels on pratiquait l'amputation.

Une autre thèse de 1755 : *De anevrysmate* (THÉOPH. GIBOLLET), manque dans la collection de la faculté. Il en est de même de deux autres dissertations intitulées, l'une, de 1769, *Empyematis singularis historia, etc.* KELLER; l'autre, *De vulnere pectoris complicato cum vulnere diaphragmatis* (CH. MERTENS, 1758)[1].

---

[1] Les thèses de GIBOLLET, KELLER, existent dans la riche collection de thèses anciennes de M. FR. LAUTH, que notre obligeant confrère a bien voulu mettre à notre disposition. Dans la

Appareil locomoteur.

Les fractures et les luxations ont souvent reparu sur la scène académique. J'ai surtout remarqué un travail d'ANDRÉ FLACH, portant pour titre : *De luxatione ossis femoris rariore frequentiore colli fracturâ* (1725), et soutenue sous la présidence de SALTZMANN. De nos jours, un tel sujet de thèse serait un hors-d'œuvre chirurgical : il n'en était pas de même dans les premières années du dix-huitième siècle. On attribuait généralement à des luxations du fémur mal réduites ou méconnues les claudications survenues à la suite de chutes sur la hanche. Déjà quelques années auparavant, JEAN-LOUIS PETIT avait combattu cette erreur. Notre auteur y ajoute des preuves nouvelles en étudiant les dispositions anatomiques et surtout en citant une foule d'autopsies dues à RUYSCH, RAU, CHESELDEN, à son observation personnelle et à celle de SALTZMANN.

Les fausses articulations à la suite des fractures ont fourni, en 1718, à JEAN-DANIEL REISSEISSEN un sujet intéressant de recherches. Dans ce travail, il étudie avec sagacité les causes provenant des imprudences du malade et de l'imprévoyance du médecin; et, après avoir insisté,

---

thèse de GIBOLLET, il est question comme moyen thérapeutique, outre les autres méthodes usitées à cette époque, de celle d'ANEL et de celle de PURMANN : cette dernière consistait à lier les deux bouts de l'artère au-dessus et au-dessous de la tumeur, puis à enlever celle-ci par la dissection.

Dans la thèse de KELLER se trouve une curieuse observation d'opération d'empyème, terminée avec succès, sur un militaire, âgé de vingt-deux ans. Le dépôt purulent provenait d'une blessure faite par un sabre au côté droit de la poitrine. Le malade fut opéré en 1768 par LERICHE, premier chirurgien de l'hôpital militaire de Strasbourg.

comme moyen curatif, sur l'application d'un bon appareil, il propose, dans les cas rebelles, de racler les extrémités osseuses à l'aide du trépan exfoliatif.

Sur trois dissertations consacrées aux amputations, deux se rapportent à l'histoire de la méthode à lambeau, qui ne trouva pas gain de cause devant la faculté : *De novo membra amputandi modo* (GAVPP, 1722). — *De amputatione per insitionem* (MARTIENSEN, 1783). — La troisième: *De amputationis limitibus*, par HERMANN VOELKNER, manque à la faculté[1].

L'Académie de chirurgie avait, comme on le sait, considérablement élargi le cadre des indications en faveur du trépan dans les plaies de la tête. En 1781, HENRI CRAPP soutint une thèse sur cette observation : *De depressione cranis absque trepanatione curata.* Les tumeurs de la tête, la hernie cérébrale, les ankyloses, etc., n'ont pas été oubliées.

Sens.

Outre les travaux déjà cités sur la fistule lacrymale, je relaterai encore trois thèses d'ophthalmologie qui méritent attention; la première, de FREYTAG, date de 1721, elle est intitulée : *De cataractâ* (président, J. BOECLER); la seconde, de PIERRE DIVOUX, a pour sujet : *De præcipuis oculorum affectibus*, 1734 (président, SALTZMANN); la troisième, de LOUIS SCHURER, porte pour titre : *Num in curatione suffusionis sentis crystallinæ extractio depositioni sit præferenda?* 1760[2].

---

[1] La thèse de VOELCKNER existe dans la collection de M. LAUTH.

[2] La première et la dernière thèse manquent dans la collection de la faculté. M. STOEBER, dont je ne saurais trop louer l'extrême obligeance, les possède dans sa riche collection d'ouvrages ophthalmologiques.

Freytag soutient encore que la cataracte n'est pas une maladie du cristallin, mais bien un corps étranger de couleur variable coagulé entre lui et l'iris. Malgré cette erreur, on trouve dans ce travail une description opératoire bien faite et minutieusement détaillée de la méthode par abaissement. Et se fondant sur des observations tirées de la pratique de son père et de la sienne propre, il recommande deux espèces d'aiguilles différentes dans les circonstances suivantes : si la cataracte adhère à l'iris, il se sert d'une aiguille tranchante pour couper les adhérences ; si son élasticité est telle que l'on ne puisse la déprimer, il prend une aiguille à hameçon, à l'aide de laquelle il extrait la membrane au dehors par la ponction de la sclérotique ; ces derniers faits lui servent de preuve pour soutenir sa théorie de la cataracte. Freytag rapporte à son père l'invention et l'application de cette aiguille à extraction de la cataracte. Malgré l'interprétation, on ne saurait contester l'exactitude de ces dernières observations, puisque, aujourd'hui même, on sait qu'à la suite des opérations de cataracte les mieux faites, il peut rester des lambeaux opaques très-étendus de la capsule cristalline, dont l'extraction a appelé dans ces derniers temps l'attention des oculistes les plus marquants de l'époque.

Sous le titre d'*Affections principales des yeux*, Divoux, après avoir donné une anatomie descriptive minutieuse du globe oculaire, et divisé les maladies de l'œil en générales, ou celles qui frappent l'ensemble de l'œil, et partielles, ou celles qui se limitent à une de ses parties constituantes, décrit l'exophthalmie, ses causes et son traitement, la suppuration du globe oculaire, les différentes espèces d'ophthalmies et la cataracte. Bien que ce travail ne renferme aucune idée originale, il doit à sa richessse bibliographique le soin d'avoir été cité souvent. On trouve dans cette thèse le nom d'un nommé HELBING, de Strasbourg, chirurgien-oculiste très distingué.

La thèse de SCHURER sur cette question : *Doit-on préférer l'extraction à l'abaissement dans l'opération de la cataracte?* mérite à tout égard d'être honorablement citée dans ce travail. Clairement écrite, l'auteur fait preuve dans chaque partie d'une érudition peu ordinaire, surtout à l'occasion des méthodes de traitement. Après en avoir discuté les avantages et les inconvénients, il accorde la préférence à l'extraction. Jusqu'alors, l'abaissement avait seul été mis en pratique dans notre ville, surtout par la famille des SCHNELLER, que SCHURER appelle des oculistes très-adroits. C'est vers cette époque que DAVIEL vint à Strasbourg et opéra par extraction deux femmes avec succès. La pratique de l'inventeur et le travail de SCHURER appelèrent l'attention de nos chirurgiens sur cette opération inconnue, et perfectionnée plus tard, au point de vue instrumental, par LOBSTEIN.

Pathologie générale.

Les abcès, le cancer, la gangrène, le tétanos, les plaies par armes à feu, l'autoplastie, les tumeurs en général, etc., ont tour à tour fourni leur contingent aux travaux des jeunes aspirants au doctorat.

Je choisirai une dernière thèse, celle de GERHARD EYTING : *De la consolidation des plaies avec perte de substance* (1770). On se rappelle sans doute qu'à cette époque l'Académie de chirurgie professait, par l'organe de LOUIS, que la cicatrice était le résultat de l'attraction centripète de la peau sans reproduction nouvelle de tissu. EYTING combattit cette doctrine, dont le temps a démontré la fausseté, en instituant des expériences sur des chiens.

Dans cette revue rapide des travaux du dix-huitième siècle de l'école chirurgicale de Strasbourg, j'ai eu moins en vue d'en montrer le tableau complet que de choisir des exemples propres à nous en faire apprécier le caractère. Entre le dix-septième et le dix-huitième siècle la différence est complète. Tandis que les thèses soutenues pendant toute la durée du premier s'épuisent à discuter la nature intime des choses, à commenter les définitions, à interpréter l'utilité des livres d'Hippocrate, d'Aristote, de Galien, etc., les secondes enregistrent les données journalières de l'expérience, accumulent les faits et soumettent sans distinction toutes les questions à leur contrôle inflexible.

Ce serait le cas, s'il en était besoin, de montrer la couleur anatomique et expérimentale de l'école de Strasbourg, en groupant dans un tableau d'ensemble les questions éclaircies par des recherches poursuivies sur le cadavre ou sur les animaux vivants. Mais cette donnée ressort trop clairement de ce qui précède.

Qu'il me soit permis de dire, en terminant, que, si j'embrasse dans une appréciation générale l'ensemble des travaux du dix-huitième siècle, je reste convaincu que nulle part mieux que chez nos prédécesseurs on ne mit en pratique les sages maximes de la philosophie de Bacon : Sur toutes les pièces de leurs archives scientifiques, que dis je! sur toutes les pages on retrouve les produits de ces intelligences qui, semblables à une ruche d'abeilles, se sont élancées pleines d'ardeur dans le vaste champ de l'expérience pour y butiner avec labeur les matériaux nécessaires à l'édifice chirurgical.

Dans ce laborieux concours, des méthodes récemment acquises ont été vulgarisées, des questions douteuses ont reçu une solution définitive, des points de vue inconnus ont surgi, des procédés nouveaux, des opérations nouvelles, ont enrichi la médecine opératoire. Tel fut, dès le principe, le caractère de notre école: ferme au travail, habile dans les recherches positives, peu soucieuse de ces généralisations hardies, dont les formes séduisantes et faciles s'évanouissent au contact mordant et impartial des faits. Et cependant on ignore l'existence de cette école, qui compte des travaux importants, des hommes célèbres; pourquoi cet oubli? Mais j'y pense, le travail et la science ne suffisent pas toujours à la renommée, il faut du bruit et de l'éclat, dont les trompeuses apparences attèlent au char triomphal la foule ignorante et surprise.

Règlements concernant la réception des chirurgiens et l'exercice de l'art.

Bien que nous n'ayons pas trouvé de règlements authentiques pour la réception des chirurgiens jusqu'au commencement du dix-huitième siècle, la rédaction des manuels de chirurgie des époques antérieures nous instruit suffisamment à cet égard. L'examen se composait de trois épreuves, deux de pratique et une de théorie.

Des deux premières, l'une était consacrée à la démonstration du squelette, des fractures et des luxations, avec les appareils que ces lésions réclament; la seconde consistait dans la préparation d'onguents et d'emplâtres.

L'épreuve théorique se bornait à des réponses orales sur toutes les autres parties de l'anatomie et de la chirurgie.

Les examinateurs étaient pris parmi les chirurgiens jurés, présidés par un des professeurs de la faculté de médecine. On en trouve la preuve dans les éloges des professeurs du dix septième siècle, entre autres de MAPPUS, SCHEID, HENNINGER, J. BOECLER, etc.[1]

Le premier règlement officiel pour la réception des chirurgiens date du 1er décembre 1731, lois des XV. Il fut octroyé à la suite d'une demande faite par les chirurgiens mêmes de Strasbourg, qui, se basant sur l'exemple de quelques villes notables de France et d'Allemagne, demandèrent qu'on exigeât pour épreuve pratique, au lieu de la préparation des onguents, emplâtres, etc., les opérations chirurgicales, afin qu'elles fixassent davantage l'attention des postulants, et qu'ainsi le public en tirât de plus grands services.

En conséquence, trois des chirurgiens jurés proposèrent un projet en trois articles :

1° Un candidat en chirurgie doit être tenu, au lieu de préparer des onguents et des emplâtres, de faire, en présence de tous les chirurgiens, quatre ou six opérations sur le cadavre, puis d'expliquer clairement les soins à prendre avant, pendant et après les opérations, et détailler les remèdes nécessaires à cet effet.

2° Il démontrera l'ostéologie sur le squelette, puis les fractures et les luxations, avec les bandages appropriés.

3° Dans le dernier examen, il répondra exactement aux questions que lui poseront MM. les médecins et examinateurs ordinaires sur toutes les autres parties de la chirurgie et de l'anatomie.

Les XV approuvèrent ce règlement, seulement ils res-

---

1 *Arch. de la faculté de médecine.*

treignirent le nombre des opérations sur le cadavre de trois à quatre au lieu de quatre à six; et, au lieu de forcer le candidat à opérer en présence de tous les chirurgiens, il ne dut le faire qu'en présence des examinateurs.

Le règlement du magistrat de la ville, daté du 26 février 1757, confirme l'arrêté des XV dans son art. 12, ainsi conçu : « Si quelqu'un veut s'établir comme chirurgien à Strasbourg, il doit d'abord obtenir le droit de cité et de corporation, et avoir satisfait à l'ordonnance donnée par les XV le 1er décembre 1751, concernant les examens et les opérations chirurgicales. »

Dans ce même règlement, l'art. 24 détermine les membres du jury d'examen, qui sont, outre les maîtres-pharmaciens, le doyen et le prodoyen du collége médical, le professeur d'anatomie de la faculté et trois chirurgiens jurés. L'un des trois derniers cède sa place tous les trois ans à un nouveau nommé par les chirurgiens juré. Les fonctions de l'entrant datent du jour de la fête du magistrat régnant. Tous les trois doivent prêter serment aux XXI.

L'exercice de la profession, les rapports du maître et de l'apprenti, ceux des chirurgiens entre eux, ceux des chirurgiens avec l'autorité locale ou avec les médecins et les pharmaciens, furent définis dans le règlement du 26 février 1757, composé de 64 articles.

Règlement revu et corrigé du vénérable corps des chirurgiens et des médecins de blessures de Strasbourg.

Nous Joseph-André de Bail, magistrat de la ville de Strasbourg, avec nos amis les XXI, faisons savoir à tout le monde de revoir les articles et ordonnances publiés auparavant et de les conformer aux circonstances actuelles, sur la demande des chirurgiens faite aux pharmaciens et maîtres des sages-femmes, pour éviter de grands et nombreux désordres qui existent dans leurs rapports entre eux et avec le public ; nous avons décidé, après avoir entendu les pharmaciens et les maîtres des sages-femmes :

Art. 1er. On choisira dans le corps des médecins des blessures, comme dans les autres corporations de la Lanterne, le tribunal ordinaire, comme cela s'est fait jusqu'à ce jour. De même, on doit y choisir des maîtres de corporation, des échevins, des conseillers (s'ils sont aptes). Et, s'ils veulent se réunir pour affaire de leur profession, surtout quant aux inspecteurs de blessures, ils doivent s'assembler au poêle de leur corporation, à une heure convenable, pour qu'ils puissent d'autant mieux servir le public et faire des rapports détaillés sur les blessures au magistrat et au conseil de la ville.

Art. 2. Chaque *senior* (chef d'âge) doit convoquer, tous les trois mois, le corps vénérable des chirurgiens, et demander à chacun, sous la foi du serment, s'il sait qu'on ait agi contre le règlement ou qu'il soit arrivé quelque chose de désavantageux à la chirurgie. Il prendra note des dépositions, demandera des explications au coupable dans la prochaine réunion, écoutera la défense et prononcera un jugement selon la justice. Celui qui ne le fera pas, paiera 10 schellings (2 fr.).

Art. 3. Si le senior veut avoir une réunion ou faire voir des blessures, il doit inviter tous les jurés et autres chirurgiens. Ceux qui ne viennent pas sans s'excuser sont condamnés à 2 schellings, et si l'on vient trop tard, 1 schelling.

Art. 4. S'il y a des affaires importantes et surtout des discussions, les maîtres-pharmaciens doivent assister à la séance, ainsi que le greffier de la corporation pour la rédaction du procès-verbal. Alors la chose dont il s'agit doit être proposée, et toute la corporation doit être consultée. Mais la décision est abandonnée aux maîtres-pharmaciens. On doit s'en tenir à cette décision, et elle ne peut être changée que par l'autorité supérieure. Mais celui qui a provoqué cette réunion doit en supporter les frais.

Art. 5. Si l'un ou l'autre veut une réunion, il doit déposer d'avance 14 schellings dans les mains du senior. Si un chirurgien est en discussion avec son ouvrier ou son apprenti, et qu'il y ait plainte, le senior doit réunir tout le corps, et les deux parties doivent reconnaître le jugement prononcé.

Art. 6. La moitié de toutes les amendes doit être portée à la Tour-des-Deniers avec spécification. L'autre moitié est abandonnée à la corporation.

Art. 7. A l'avenir, aucune nouvelle officine ou atelier de barbier ne peut être établi ; de même, aucun chirurgien ne peut avoir deux établissements; cependant, si l'un ou l'autre était dans ce cas, il aurait un an pour s'en défaire. Si un médecin de blessures meurt, et que sa veuve veuille continuer la profession avec les domestiques, on doit lui donner cette permission.

Art. 8. Si la veuve ne veut pas continuer la profession, mais la céder à un fils, à un gendre, ou la vendre à tout autre, elle y sera autorisée, cependant avec les restrictions suivantes: La veuve ou le tuteur des enfants vendront l'atelier dans le courant de l'année; si on ne le fait pas, l'établissement est fermé. S'il y a un fils destiné à apprendre la chirurgie, et qu'on l'en croie capable, il est permis de louer le salon jusqu'à ce que le pupille ait appris la profession, passé ses examens et soit reçu chirurgien ; cependant avec la condition expresse que le locataire ne puisse pas établir un nouvel atelier. Mais, si le fils mourait avant la fin de son apprentissage ou entrait dans une autre condition, le tuteur vendra le salon, s'il ne veut s'exposer à le perdre.

Art. 9. Si le médecin de blessures meurt sans enfant ni veuve en état de continuer la profession, son officine sera fermée jusqu'à ce que le nombre soit arrivé à vingt. S'il y a moins de vingt, on peut vendre, sans toutefois dépasser ce chiffre.

Art. 10. Si un chirurgien ou sa veuve voulait changer de logement et établir ailleurs son atelier, il le fera avec l'assentiment de l'autorité supérieure; cependant à la condition de fermer l'atelier précédent et de se loger à une certaine distance d'une autre boutique.

Art. 11. Si l'un de ces ateliers est vacant, les fils de nos bourgeois, s'ils sont capables, doivent être préférés aux étrangers.

Art. 12. Si quelqu'un veut s'établir comme chirurgien dans cette ville, il doit d'abord obtenir le droit de cité et de corporation, et avoir satisfait à l'ordonnance donnée par les XV le 1er décembre 1731, concernant les examens et les opérations chirurgicales.

Art. 13. Si quelqu'un, sans être bourgeois ni membre de corporation, et sans avoir satisfait à l'ordonnance de 1731, se permettait de faire des opérations chirurgicales, un tel individu, homme ou femme, ainsi que son aide, doivent être condamnés chaque fois à 6 livres pfennings. Cette amende peut être augmentée d'après les circonstances; et les malades qu'ils soignent doivent être remis à deux ou plusieurs chirurgiens titulaires.

Art. 14. Les baigneurs ne doivent pas avoir dans leur maison d'ouvriers barbiers; ils ne raseront personne au dehors par eux-mêmes, leurs enfants ou leurs domestiques. A plus forte raison ne doivent-ils pas porter préjudice aux chirurgiens dans leurs rapports avec les malades; par contre, les chirurgiens ne doivent baigner ni ventouser persoune. Toute contravention est passible de 5 livres pfennings d'amende.

Art. 15. Les médecins de blessures et chirurgiens examinés et reçus ont la permission de se servir, outre les moyens externes, de remèdes internes, de décoctions ligneuses et d'autres remèdes appartenant à la cure des maladies chirurgicales et vénériennes. Mais ils sont tenus, comme le médecin, de signer la prescription envoyée à la pharmacie. Par contre, ils doivent s'abstenir de la guérison des maladies intérieures, ne point empiéter sur le terrain de la médecine et ne pas s'éloigner, sans raison majeure, des ordonnances du médecin, surtout pour les saignées, si du reste la constitution du malade ou des circonstances particulières ne commandent pas une autre conduite.

De même, les médecins n'empiéteront pas sur les droits de la chirurgie. S'il y a à faire une opération importante, si le malade demande un médecin, le chirurgien ne doit pas l'empêcher. Si un médecin croit avoir besoin d'un chirurgien près d'un malade, ou si un chirurgien trouve bon le conseil d'un médecin, ils doivent tous les deux se conduire bien et avoir en vue la guérison du malade; et, si l'un fait une observation à l'autre, il doit parler avec douceur et sans aigreur; celui qui agit autrement est puni par l'autorité supérieure.

Art. 16. Les oculistes et opérateurs qui ont le droit de cité, qui sont examinés et incorporés, et qui, par conséquent, ont la permission de pratiquer de l'autorité supérieure, peuvent aussi prescrire les moyens intérieurs nécessaires à la guérison de leurs malades.

Art. 17. S'il se présente à un chirurgien des accidents dangereux et importants, l doit consulter un médecin habile et un chirurgien juré; il n'attendra pas que l'état du malade soit au-dessus des ressources de l'art.

Art. 18. Si un médecin-chirurgien épouse une veuve avec des enfants d'un autre mari, non adonné à la chirurgie, ceux-ci n'auront aucun droit sur l'officine du barbier.

Art. 19. Tout individu qui veut se faire examiner, s'il est étranger, doit présenter d'abord un témoignage digne de foi se rapportant à sa naissance honnête, de plus, un certificat d'apprentissage, constatant qu'il n'a pas été moins de trois ans chez un chirurgien, qu'il a, après cela, pendant cinq ans, pratiqué lui-même, et que, pendant deux ans, il a servi ici comme ouvrier barbier. Cependant les maîtres-pharmaciens peuvent dispenser de cette dernière condition.

Art. 20. Si le fils d'un chirurgien a appris la profession chez son père, et qu'il soit apte à voyager, le père n'est pas tenu aux trois années complètes d'apprentissage; il peut lui remettre six mois. Si un autre apprenti voulait être dispensé de quelques mois, le tribunal de la Lanterne est libre de décider. Mais les certificats d'apprentissage ne doivent être donnés qu'aprés les trois ans révolus.

Art. 21. Le fils de chirurgien possédant un atelier de barbier, admis à l'examen, doit, comme un étranger, s'il échoue, être remis à trois mois. Il est tenu de payer, dans ce cas, aux examinateurs titulaires 6 livres pfennings. Pendant tout ce temps, il doit s'abstenir de toute pratique.

Art. 22. Si un chirurgien étranger, bien que reçu autre part, veut s'établir ici et exercer la chirurgie, il ne peut être autorisé que d'aprés les art. 12 et 21.

Art. 23. Le chirurgien qui n'a pas réussi pour la seconde fois à l'examen, peut bien. pour sa propre personne et ses compagnons et apprentis, couper les cheveux, faire la barbe, arracher les dents et pratiquer quelques opérations ordinaires; mais il doit s'abstenir de la chirurgie, des saignées, des cures, à moins de payer une amende de 3 livres pfennings. La corporation doit exercer ici une surveillance assidue.

Art. 24. Outre le vénérable M. Obmann, qui, comme membre des XV, doit faire ses fonctions et ne sera pas remplacé aprés sa mort, outre les maîtres-pharmaciens, les examinateurs doivent être: le doyen et le prodoyen du collége médical, le professeur d'anatomie et trois chirurgiens jurés; l'un de ces trois jurés est remplacé tous les trois ans par un autre nommé par les jurés. Les fonctions de l'entrant doivent commencer le jour de fête du magistrat régnant. Tous les trois doivent prêter serment aux XXI. Il ne doit pas y avoir de passion dans l'examen, ni faveur, ni défaveur. Le jugement doit être réglé sur les réponses du candidat.

Pour cette peine, ainsi que pour celle des opérations chirurgicales dans le théâtre anatomique, le candidat, s'il veut commencer une officine dans cette ville, doit donner à chaque examinateur 6 écus. Mais celui qui veut exercer la chirurgie *extra-muros* ne paie que la moitié.

Art. 25. Aucun chirurgien ne doit, ni par lui, ni par sa femme, ni par ses enfants, ni par ses domestiques, ni par d'autres personnes, prier quelqu'un qu'il se fasse opérer, saigner ou raser par lui. Il ne doit rien prêter ni emprunter au client d'un autre chirurgien, dans l'intention de le rembourser par son travail. Il ne doit pas chercher à enlever les clients des autres. Celui qui désobéit paiera chaque fois 5 livres pfennings.

Art. 26. Pour les inspections des morts, le règlement existant jusqu'à présent continuera, c'est-à-dire que le physicien de la ville reçoit 1 livre 10 schellings et les jurés 3 livres, ainsi en tout 4 livres 10 schellings.

Art. 27. Tous les chirurgiens, ou, dans leur absence, leurs ouvriers doivent, si un blessé se présente, lui demander qui l'a blessé, et, si on le leur dit, ils déclareront, sous la foi du serment, les prénoms et noms du blessé et de celui qui a blessé. Mais, si le blessé ne veut pas déclarer le nom du coupable, ils en informeront le tribunal, pour que celui-ci agisse d'après la loi.

Art. 28. Les chirurgiens ne panseront pas un blessé pour la seconde fois, sans l'avoir fait examiner par l'inspecteur juré des blessures; aussi, dès le premier pansement, il informera le plus jeune des jurés, afin que ce dernier convoque les autres pour l'inspection de la blessure. Un rapport sera fait et remis à qui de droit. Pour cette peine, les chirurgiens feront payer au blessé 2 florins 5 schellings.

Art. 29. Si le coupable n'est plus là, et que le blessé veuille se faire visiter à ses frais, pour forcer plus tard le coupable au paiement, on ne peut lui refuser. Mais, s'il ne le demande pas, les inspecteurs des blessures l'examineront quand même, en vertu de leurs fonctions, et si plus tard le coupable est saisi, il paiera les frais.

Art. 30. Un chirurgien qui ne déclarerait pas avoir pansé une fois un homme blessé par malveillance, doit être puni. Mais le malfaiteur n'est pas exempt de payer l'amende qu'il mérite.

Art. 31. Si, malgré la défense des art. 28 et 30, un chirurgien panse un blessé deux ou trois fois ou s'il termine la cure, il paie 10 schellings dans le cas de guérison complète. Mais, si l'on trouve que la blessure n'a pas été aussi considérable que le chirurgien l'a déclaré au malade, et que l'on voie clairement qu'il a agi dans des motifs d'intérêt; ou si le malade est estropié par la négligence ou l'ignorance du chirurgien, ce dernier ne perdra pas seulement son salaire, il sera livré à l'autorité supérieure pour être puni.

Art. 32. Dans les blessures de la tête ou autres dangereuses, les inspecteurs des plaies ne doivent pas sonder trop fortement avec les instruments, ni augmenter les douleurs du malade ou l'exposer au danger de perdre la vie, mais agir avec circonspection et douceur.

Art. 33. Si un jeune chirurgien, au début de sa pratique, tombe sur des luxations ou des fractures complètes ou d'autres blessures difficiles à guérir, il consultera les jurés, écoutera leurs conseils. Ceux-ci ont le droit, lorsque le malade est mal soigné, de lui adjoindre un praticien habile et expérimenté. Il peut lui-même s'adjoindre celui des jurés dans lequel il a le plus de confiance. Mais le malade ne paiera pas plus que s'il n'avait eu qu'un seul chirurgien.

Art. 34. Si l'on appelle un ou plusieurs chirurgiens pour la même cure, ils ne doivent pas se montrer de passion ou de jalousie, mais chercher à rétablir le plus tôt possible la santé du malade, sans dispute et sans appât de gain.

Art. 35. Les chirurgiens doivent guérir leurs malades le plus vite et avec le moins de médicaments possible, pour que ceux-ci ne soient pas trop arrêtés dans leurs travaux et ne soient pas surchargés de dépenses. Les chirurgiens n'exagéreront pas aux malades la gravité de l'affection, afin de leur demander davantage. Ils traiteront leurs malades en honnêtes hommes et en chrétiens.

Art. 36. En cas de faillite, les chirurgiens sont, comme les pharmaciens, des créanciers privilégiés pour leurs remèdes et leurs peines, et seront préférés dans les collocations.

Art. 37. Dans le cas de discussion entre le chirurgien et le malade pour le salaire, les deux parties comparaîtront devant le tribunal des inspecteurs des blessures; on les écoutera, et, pour que personne ne s'adresse à un tribunal supérieur, les jurés jugeront sans passion.

Art. 38. Si un chirurgien juré en fonctions avait une semblable difficulté, on le remplacerait, lui et les autres, par les cinq inspecteurs de blessures les plus âgés, qui ne peuvent se refuser à terminer consciencieusement l'affaire.

Art. 39. Des dix chirurgiens jurés, les cinq nouveaux chaque année prêteront serment, en présence des conseillers de nos seigneurs et des XXI, de veiller toujours à l'inspection des blessures, à l'estimation impartiale du salaire en litige, et de rendre leur jugement en conscience.

Art. 40. Chaque année, le senior des cinq jurés doit être remplacé par un autre pris parmi eux, et sa nomination doit être confirmée dans la première séance Le senior sortant rendra un compte exact des recettes et dépenses aux autres jurés. Ce compte sera lu en présence des maîtres-pharmaciens et de tout le corps des chirurgiens. Le nouveau président tiendra fidèlement les deux listes concernant les inspections des naissances et des morts Il signera, au nom des autres jurés du conseil, les extraits à fournir à l'autorité. Il rendra compte à son successeur des instruments que l'autorité a donnés en 1756 aux chirurgiens jurés pour l'inspection des morts, et il les lui remettra d'après le contenu du catalogue situé dans l'étui des instruments. Si un instrument manque, il le remplace à ses frais.

Art. 41. Les chirurgiens jurés se partageront, d'après un ancien usage, ce qu'ils reçoivent pour les inspections.

Art. 42 La veuve d'un chirurgien peut continuer son métier avec ses domestiques, mais il ne lui est pas permis de faire remettre par eux des luxations et des fractures, à plus forte raison, de leur faire exécuter des opérations sans l'assistance d'un chirurgien juré. En tous cas, le malade ne paie qu'un salaire.

Art. 43. De ce salaire, la veuve a les deux tiers, surtout si elle a fourni des remèdes, et l'assistant l'autre tiers.

Art. 44. Aucun ouvrier barbier ne doit entrer en condition, à moins qu'il ne justifie une naissance honnête, et qu'il ne prouve qu'il a bien appris sa profession.

Art. 45. Chaque chirurgien doit inscrire sans retard le nom de l'ouvrier qu'il a pris. Ce dernier prêtera le serment ordinaire à la première séance du tribunal. Toute contravention est punie.

Art. 46. Si un ouvrier refuse de s'y soumettre, aucun chirurgien de la ville ne pourra l'accepter.

Art. 47. Si un ouvrier trouve une place, il doit y entrer à l'époque fixée. Le maître n'est plus tenu de le prendre s'il vient huit jours plus tard, ni de garder celui qui n'est pas en état de bien remplir ses fonctions.

Art. 48. Aucun ouvrier ne doit quitter la boutique le samedi ou un autre jour sans l'autorisation de son maître; il soignera avec zèle ses affaires. A celui qui agit contrairement à ces dispositions, le maitre peut retenir chaque fois 5 schellings sur son salaire. S'il arrivait qu'un pareil ouvrier restât dehors la nuit ou toute la journée du samedi surtout ou d'un jour de fête, son maître peut lui faire une retenue proportionnelle à la perte qu'il a occasionnée.

Art. 48. Si un ouvrier veut s'établir ou quitter la ville, il doit dénoncer quatre semaines avant le terme, sans cela il paie 4 livre pfennings.

Art. 49. Le maître peut renvoyer avant le terme l'ouvrier qui s'est mal conduit; mais aucun autre chirurgien ne peut le prendre avant deux ans Celui qui ne se conforme pas à cette régle paie 1 livre 10 schellings.

Art. 50. Si un ouvrier veut entrer chez un autre chirurgien pour se perfectionner, il doit quitter la ville au moins pour six mois.

Art. 51. L'ouvrier qui a quitté sans avoir prévenu son maître, ne peut entrer en condition chez un autre chirurgien avant un an, à moins d'avoir déposé d'abord 2 livres pfennings.

Art. 52. Chaque maître est tenu, non-seulement d'élever ses apprentis dans la crainte de Dieu et des vertus, de lui donner une nourriture convenable, mais encore de l'instruire dans l'art du barbier, des blessures et des remèdes, de lui expliquer l'organisation intérieure du corps humain, de lui parler des maladies qui regardent la chirurgie, et comment on les guérit sûrement et rapidement. De même, il lui expliquera comment on prépare et emploie les médicaments. En général, il lui fera connaître ses procédés secrets.

Art. 53. De son côté, l'apprenti promettra, lors de son inscription, de rester pendant trois ans consécutifs, d'être fidéle et obéissant à son maître, à sa femme et à ses autres préposés dans toutes les choses justes et honnêtes, de travailler dans leur intérêt, de faire son devoir avec tout le zéle possible, de ne jamais quitter la maison sans la permission du maître, de la femme ou du premier garçon, et surtout il ne découchera pas. Si on l'envoie à l'église pour entendre la parole de Dieu, il doit y aller, plutôt que de perdre son temps inutilement.

Art. 54. La moitié du prix d'apprentissage sera payée à l'entrée, l'autre moitié dix-huit mois après; mais il faut y ajouter un présent pour la femme, d'après une vieille coutume.

Art. 55. Si l'apprenti meurt dans la première moitié de son apprentissage, le premier terme payé reste au maître. S'il meurt dans la seconde moitié, s'il quitte sans raison valable, s'il cause à son maître un dommage quelconque, le second terme est dû au maître, avec des dommages-intérêts.

Art. 56. Si, au contraire, le maître meurt pendant l'apprentissage, sa veuve ou ses héritiers sont tenus de donner au jeune homme un autre maître et de s'arranger avec ce dernier pour le paiement de la seconde moitié de la somme.

Art. 57. Si un apprenti part sans raison majeure, aucun chirurgien ne doit le reprendre, à moins qu'il ne soit tombé d'accord avec son maître et qu'il n'ait payé à la corporation 1 livre pfennings. Celui qui agit contrairement à ces dispositions paie 2 livres pfennings.

Art. 58. Sous le titre *kleine Null* sont comprises les écorchures de la peau, les contusions de la même partie.

Art. 59. Lorsqu'une blessure semblable atteint les muscles, ou si les ecchymoses sont plus profondes, comme les suffusions sanguines des paupières, on doit les considérer comme *grosse Null* (grands riens).

Art. 60. Sous le titre *kleine Blutrunst* se rangent les fortes contusions, les blessures profondes, les semi-luxations, les blessures du visage avec cicatrice, sans préjudice, du reste, à la santé.

Art. 61. Sous le titre *grosse Blutrunst* se trouvent les fractures, les luxations simples, la perte de quelques dents, surtout de celles de devant, les blessures faites avec un instrument aigu ou contondant, plus graves que celles relatées dans l'article précédent, sans pour cela qu'elles menacent de paralyser un membre.

Art. 62. Sous le titre *kleine Wunden* sont comprises les luxations du fémur et du tibia, les fractures voisines des articulations, les contusions des yeux avec trouble des humeurs, et toute lésion qui peut produire la paralysie et la perte de l'usage d'un membre ou le développement d'une hernie.

Art. 63. Sous le titre *grosse Wunden* se rangent les blessures d'artères et de nerfs importants, avec impuissance ou paralysie des membres, les lésions des membranes et humeurs de l'œil, les luxations des vertèbres, les fractures compliquées avec issue de fragments osseux.

Art. 64. On s'abstiendra de juger toute lésion, lorsqu'il y a impossibilité d'en prévoir certainement la cure, et nécessité de la panser à plusieurs reprises.

Décrété le samedi 26 février 1757.

Je ne ferai qu'une réflexion. A notre époque, lorsque nous avons subi les exigences de la loi en passant les examens du doctorat, nous sommes maîtres dans l'exercice de notre profession. Cette liberté individuelle est-elle préférable à la sagesse de la législation suivie jusqu'à la fin du dix-huitième siècle, par laquelle les chirurgiens étaient obligés, dans les cas graves, de soumettre leur pratique au contrôle d'une autorité supérieure et d'une science riche d'une vieille expérience? S'il s'agissait d'organisation médicale, cette question mériterait, à mon sens, d'être largement traitée. L'une et l'autre manière de voir peuvent invoquer des raisons sérieuses, dont le développement m'entraînerait loin de mon sujet.

Je finis en donnant *in extenso* un certificat d'apprentissage de chirurgien d'Alsace, et des arrêts du Conseil souverain d'Alsace sur l'exercice de la chirurgie[1].

Certificat d'apprentissage de chirurgien.

Nous nommé IGNACE FREYER, chef de la vénérable corporation à l'Eléphant de l'honorable ville de Rouffach, dans la Haute-Alsace, et de la seigneurie du Mundat supérieur, et MM. FRANÇOIS-ANTOINE HARSTRICK, chirurgien juré, et PHILIPPE HARTMANN, tous les deux bourgeois et membres examinés, approuvés et incorporés du vénérable corps des chirurgiens de la ville de Colmar, faisons savoir par ces présentes à tout le monde qu'aujourd'hui, à la date indiquée plus bas, a paru devant nous la respectable et vertueuse Ursule Schulz, veuve de JOSEPH SAUNER, de son vivant maire et chirurgien examiné et approuvé d'Oberherkhinn, qui nous a dit que son fils, nommé FRANÇOIS-XAVIER SAUNER, avait bien appris l'art du chirurgien chez son père et que toujours il s'est conduit avec beaucoup d'obéissance, de fidélité et de probité. La susdite Ursule Schulz nous prie qu'il nous plaise de donner à son fils le certificat d'apprentissage, ce qui est arrivé le 1er décembre 1769, en présence des Messieurs susnommés. Mais maintenant ledit FRANÇOIS-XAVIER SAUNER est décidé à aller encore autre part, pour mieux apprendre l'art du chirurgien. Il nous demande que nous lui donnions un témoignage écrit digne de foi de sa probité et de sa bonne conduite, pour qu'il lui serve en cas de besoin. Personne ne lui refuse, et nous nous empressons de le lui donner, parce que nous sommes redevables de lui être utiles dans l'apprentissage de son état; et nous le faisons avec plaisir. Nous certifions donc, maître de corporation et

---

[1] Ces pièces m'ont été communiquées par mon collègue le docteur HERRGOTT.

chirurgiens susdits nommés, au nom de notre foi, que le susdit François-Xavier Sauner s'est toujours conduit d'une manière digne de celui qui étudie la chirurgie; nous prions donc tout le monde et surtout ceux qui s'occupent de chirurgie, de regarder ledit Xavier Sauner et le laisser passer comme compagnon qui a bien appris la chirurgie; de lui prêter une main secourable dans toutes les circonstances et de le recommander à cause de sa bonne conduite. Ce que nous vous promettons de faire volontiers en de semblables occasions à ceux qui ont appris le même métier chez vous. Ceci est donc la lettre d'apprentissage et une attestation véritable et pourvue de notre sceau ordinaire.

Fait à Rouffach, le 1er décembre 1769.

Signé F. A. Harstrick, maître-bourgmestre au rapport de la ville et du bailliage de Rouffach.
Philippe Hartmann, chirurgien.
Ignace Freyer, maître de corporation.

Essai de recueil d'arrêts notables du Conseil souverain d'Alsace. Colmar 1750. T. Ier, p. 95.

Règlement provisionnel pour le corps de chirurgie de la ville de Colmar (10 décembre 1721).

Ce règlement fut octroyé par le Conseil à l'occasion d'un procès entre le nommé Jean Scheffer, de Morschwir, blessé à Colmar en juin 1720, et deux jeunes chirurgiens, Jean Reicheiser et Eberhard Gochnat, appelés pour le panser. Ils crurent ne pouvoir lui sauver la vie qu'en lui ôtant la cheville du pied, ce qui le rendit impotent pour le reste de ses jours.

Plusieurs mois après, les deux chirurgiens présentèrent le mémoire de leurs frais et salaires, qu'ils évaluèrent à la somme de 349 livres. Sur le refus du blessé, ils l'assignèrent pardevant le bailli de Morschwir, où, étant comparu, il dit pour défense qu'il avait été mal pansé, et que, en lui arrachant la cheville du pied, non-seulement on avait mis sa vie en danger, mais on l'avait estropié pour le reste de sa vie. Le juge nomma quatre experts jurés, deux médecins (Mutain et André) et deux chirurgiens (Brouder et Hecker), afin de décider s'il y avait eu réellement faute de la part des deux jeunes chirurgiens traitant. Les experts déclarèrent qu'en raison du temps écoulé, la question ne pouvait être résolue. Dans cette occurrence, le blessé prit un nouveau système de défense. Il produisit un extrait des statuts des chirurgiens de Colmar, en date du samedi après la Saint-Laurent l'an 1561, contenant les quatre articles suivants :

1° Le premier porte qu'on ne pourra panser un blessé qu'il n'ait été visité par un ou plusieurs des préposés, ou qu'on n'en ait la permission d'eux, à peine de 30 schellings rappes, applicables moitié à la ville, moitié au corps de chirurgie, et lesdits préposés se trouveront en diligence où ils seront appelés.

2° Si les préposés trouvent le mal dangereux et ordonnent qu'on prenne un adjoint, leur ordre sera exécuté, à peine de 2 livres rappes, applicables comme dessus.

3° Si le mal, quoiqu'il n'ait pas été trouvé dangereux par les préposés, vient à augmenter, le chirurgien à qui ils ont permis de panser seul le malade doit les consulter, à peine de pareille amende de 2 livres, applicables de même.

4° Celui qui pansera un malade sans permission des préposés, sera tenu envers lui des dommages et intérêts.

A ce statut il joignit l'art. 9 d'un règlement fait le 29 janvier 1700 par le corps des chirurgiens de Colmar, contenant que tout chirurgien sera tenu de faire visiter les plaies mortelles ou dangereuses par les jurés, et, suivant l'exigence des cas, prendre sur leur ordre ou à la réquisition du malade l'un desdits jurés ou un autre chirurgien pour son aide, à peine de 30 schellings d'amende, applicables au corps du métier.

Or, d'après le blessé, aucune de ces formalités n'ayant été remplies, il en concluait incidemment à ce que les deux chirurgiens traitant fussent condamnés à lui payer 1000 écus pour l'indemniser de la triste situation à laquelle il se trouvait réduit par leur faute.

Après la défense des demandeurs, qui invoquèrent contre les statuts de 1561 et le règlement de 1700 le *in desuetudinem abierant*, faute d'avoir été mis en usage, le bailli de Morschwir condamna le défendeur à la somme de 70 livres ou à la taxe du mémoire par voie d'experts.

Il y eut appel de cette sentence de la part de Jean Scheffer; et le corps de chirurgie prit parti d'intervenir et de demander que les statuts de 1561 et le règlement de 1700 fussent exécutés, en conséquence les deux intimés condamnés en l'amende réglée par ces mêmes statuts. Après des débats très-animés pendant deux audiences, dans lesquelles furent entendus Me Weinemer pour l'appelant, Me Priqueler pour les intervenants, Me Vœgtlin pour les intimés, et enfin l'avocat général de Corberon, le Conseil, en l'audience du mercredi 10 décembre 1721, rendit l'arrêt suivant :

« Le Conseil, sans s'arrêter quant à présent à l'intervention, a mis et met sur l'appel les parties hors de cour. Et, faisant droit sur les conclusions du procureur général du roi, ordonne que les intervenants se retireront par devers Sa Majesté pour en obtenir la confirmation de leurs statuts, et cependant, par *provision*, a fait et fait défense à tous chirurgiens du corps de chirurgie de Colmar d'entreprendre aucune blessure dangereuse sans y avoir appelé les jurés, sous telles peines que de droit; enjoint aux jurés de s'y trouver toutes et quantes fois ils en seront requis, et ce gratuitement.»

Arrêts du Conseil souverain d'Alsace, t. II, 1752.

La chirurgie peut-elle être pratiquée par celui qui n'est pas examiné (p. 104)? – Non; mais il peut donner chez lui des remèdes composés de simples.

Les médecins, chirurgiens et apothicaires de Sainte-Marie-aux-Mines s'étant plaints au magistrat de Ribeauvillé que Jean Koch, cloutier de sa vocation, demeurant audit Ribeauvillé, exerçait publiquement la médecine et la chirurgie : sentence du 19 avril 1694, qui le lui défendit à peine de 10 livres d'amende.

Nouvelles plaintes et nouvelle sentence le 14 juin 1694, nouvelles défenses à peine de punition exemplaire, et l'amende de 10 livres déclarée encourue par la contravention.

Le 21 juin 1695, nouvelles plaintes de ce qu'il ne s'abstenait pas de traiter les malades, ce qui était directement contraire aux statuts de chirurgie et de médecine homologués au Conseil. Nouvelle permission d'assigner et de saisir ses drogues, médicaments, sept volumes allemands traitant de la médecine, et un registre de ce qui lui est dû par les personnes traitées.

Sentence du 10 juillet, qui le condamne à 10 livres d'amende, à la confiscation de ses ingrédients, et défense de récidiver sous peine de punition corporelle.

Le condamné envoie au Conseil souverain une requête expositive, dans laquelle il déclare posséder des remèdes secrets au moyen desquels il a guéri des maladies désespérées et abandonnées des médecins. Arrêt, sur cette requête, du 25 août 1695, qui le reçoit appelant et par provision lui donne main-levée de ses livres, manuscrits et drogues.

A l'audience, Me Freytag dit pour les intimés que les statuts de leur corps, homologués en ce Conseil le 3 avril 1685, défendent :

Art. 1er. D'exercer leur art sans avoir été auparavant examiné par le médecin de M. le prince de Birckenfeld.

Art. 2. Quiconque veut faire profession de chirurgie doit avoir appris son métier d'un maître-chirurgien pendant quatre années pour le moins.

Art. 9. Aucun ne pourra donner purgation ou remède qui puisse provoquer les règles des femmes et leur accouchement, et autres médicaments violents sans l'ordonnance ou le consentement du médecin. Il y a un arrêt du 10 mars 1680 au profit du corps de chirurgie de Colmar, qui défend au nommé Taucher d'exercer la chirurgie dans cette ville, sans avoir été au préalable examiné et jugé capable.

Malgré ces ordonnances, après une plaidoirie de l'avocat général Le Laboureur en faveur de l'appelant, plaidoirie fondée sur ce que la rigueur des règles n'est faite que pour ceux qui veulent se donner pour gens de la profession et tenir boutique ouverte, ce que ne fait cet homme simple, qui est, à proprement parler, *un médecin charitable*, «le Conseil a mis et met l'appellation et ce au néant, émendant a déchargé l'appelant des condamnations portées par les sentences, après néanmoins la déclaration par lui faite de ne point professer publiquement la médecine, la chirurgie ni l'apothicairie, mais seulement de donner chez lui des remèdes composés de simples dont il a connaissance, à ceux qui l'en viendront prier» (jeudi 24 janvier 1697).

Arrêts du Conseil souverain d'Alsace, t. II, 1752.

La chirurgie ne peut-elle être exercée par un baigneur ?

Entre Joseph Gueschuindt, habitant de Münster, appelant, contre Antoine Brassigny et Jean Simon Müller, chirurgiens en ladite ville de Münster, intimés.

L'appel est de deux sentences rendues par le magistrat de Münster, la première par défaut, la seconde contradictoire, qui ordonne que celles du 20 novembre 1716, 27 février et 24 avril 1717, seront exécutées, en conséquence fait défenses à l'appelant de s'immiscer en l'art de chirurgie, à peine de 50 livres d'amende, le condamne à 12 livres pour être contrevenu aux défenses qui lui ont été faites; et par celle du 24 avril, il est condamné à faire réparation à Brassigny.

La défense de l'appelant se basa 1° sur sa qualité de baigneur par brevet du 8 mai 1706, 2° sur celle de fils et de frère de chirurgien, 3° sur les services qu'il a rendus en chirurgie.

Les intimés font valoir leur réception légale et soumission 1° à l'édit de février 1692, enregistré au Conseil, 2° au décret du magistrat du 20 novembre 1716.

Dans son résumé, l'avocat général Le Laboureur soutint la défense de l'appelant. Contre cet avis, « le Conseil a mis et met sur l'appel les parties hors de cour » (3 décembre 1717).

Les chirurgiens ne peuvent pas empêcher une femme de vendre des onguents.

Dorothée Voglerin, veuve de Joseph Deville, bourgeois de Schlestadt, avait le secret d'un onguent qu'elle distribuait au public.

Les chirurgiens de cette ville l'assignèrent et obtinrent sentence du magistrat le 17 mars 1723, par laquelle défenses furent faites à cette femme de se mêler directement de chirurgie, sous peine de 50 livres d'amende. Appel au Conseil. L'appelante produisit des certificats des bons effets de son onguent, et dit qu'elle le distribuait aux pauvres par charité, qu'au surplus elle ne prétendait faire aucune autre opération de chirurgie.

Le Conseil, après la déclaration faite par l'appelante, qu'elle ne prétend exercer la chirurgie, mais seulement distribuer son emplâtre aux pauvres, a mis et met l'appellation et ce au néant, émendant l'a déchargée de la condamnation (6 avril 1724), conformément aux conclusions de l'avocat général Le Laboureur.

Jugement analogue à Colmar, le 24 janvier 1697; à Rennes, le 12 juin 1733; à Dijon, le 21 juillet 1661.

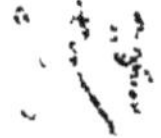

www.ingramcontent.com/pod-product-compliance
Ingram Content Group UK Ltd.
Pitfield, Milton Keynes, MK11 3LW, UK
UKHW021004200726
13857UKWH00004B/1261